Vasant Lad

Das AYURWEDA Heilbuch

Eine praktische Anleitung
zur Selbst-Diagnose, -Therapie und Heilung
mit dem ayurwedischen System

WINDPFERD
Verlagsgesellschaft mbH.

Titel der Originalausgabe *Ayurweda, The Science of Self-Healing*
erschienen bei *Lotus Press, Santa Fé*
Aus dem Amerikanischen übersetzt von Christopher Baker

Die hier vorgestellten Methoden sind nach bestem Wissen und Gewissen dargestellt, die Informationen sollen aber ärztlichen Rat und Hilfe nicht ersetzen. Der Verlag übernimmt keinerlei Haftung für Schäden, die sich aus dem Gebrauch oder Mißbrauch der in diesem Werk dargestellten Diagnose- und Behandlungsmethoden sowie Rezepten ergeben.

8. Auflage 1994

Umschlaggestaltung: Wolfgang Jünemann
unter Verwendung einer Illustration von
Angela C. Werneke
Gesamtherstellung: Schneelöwe, D-87648 Aitrang
ISBN 3-89385-003-1

Printed in Germany

Für Mutter, Vater,
Satguru-Hambir Baba
und den lieben Pappu,
der mich das Leben, die Liebe, Mitgefühl,
Einfachheit und Demut lehrte.

Danksagung

Der Autor möchte folgenden Menschen danken, deren Bemühungen zum Zustandekommen dieses Buches beitrugen:

Angela Werneke, Künstlerin. Sie ist für die gesamte künstlerische Gestaltung dieses Buches verantwortlich, einschließlich des Einbandes, der Diagramme, der Darstellungen und Tabellen. Angelas Arbeit hat dem Buch eine neue Dimension hinzugefügt.

David Mackenzie, Photograph, dessen Gesamtbeitrag zur künstlerischen Gestaltung ich hervorheben möchte.

Malinda Elliot und *Harriet Slavitz,* die als Herausgeberinnen viel Zeit und Mühe aufwandten und sich ganz der Betreuung des Manuskriptes widmeten.

Lavon Alt, der den Index zusammenstellte.

Susan Voorhees, Becky Vogel, Peter Fisk und *Win Hampton,* Photomodelle, die ihre Zeit und Mühe für die photographischen Darstellungen aufwandten.

Jim Redlich, für seine Unterstützung und seine Hingabe an Ayurweda.

Lenny Blank. Und schließlich möchte der Verfasser seinen besonderen Dank an Lennyji ausdrücken, der mir bei diesem Werk Inspiration und Führung gab. Ohne sein vollständiges Engagement und ohne seine Hingabe wäre dieses Buch immer noch ein unverwirklichtes Projekt. Es gibt keine Worte, die meine Dankbarkeit gegenüber diesem meinem besten Freund ausdrükken können.

Inhaltsverzeichnis

Vorwort

Die tiefe Überzeugung, daß dem westlichen Menschen die Gelegenheit gegeben werden sollte, auf eine einfache und praktische Art und Weise am ayurwedischen Wissen teil zu haben, hat den Autor dazu bewegt, dieses Buch zu schreiben. Ayurweda ist bislang im Westen als eine esoterische Wissenschaft angesehen worden, doch ist sie eine einfache, praktische Wissenschaft des Lebens, deren Prinzipien im alltäglichen Leben eines jeden Menschen universell anwendbar sind. Ayurweda spricht jedes Element und jeden Aspekt des menschlichen Lebens an, und bietet all denjenigen, die nach größerer Harmonie, Frieden und Langlebigkeit streben, einen Weg, der über viele Jahrhunderte erprobt und verfeinert wurde.

Dieses Buch bietet dem Leser ein Wissen, das von bleibendem Wert ist, denn die ayurwedische Wissenschaft beruht nicht auf den ständigen Wechseln unterworfenen Ergebnissen wissenschaftlicher Forschung, sondern auf der ewigen Weisheit der Rishis, die diese Wissenschaft, die ein Ausdruck der vollkommenen Ganzheit des Kosmischen Bewußtseins ist, kraft ihrer religiösen Innenschau und Meditation empfangen haben. Ayurweda ist eine zeitlose Wissenschaft, und der Autor hofft, daß diese Erläuterungen und Unterweisungen dem Leser oder der Leserin ein Leben lang dienlich sein werden.

Ayurweda befaßt sich mit den acht Hauptzweigen der Medizin: Kinderheilkunde, Frauenheilkunde, Geburtshilfe, Augenheilkunde, Geriatrie, Hals-Nasen-Ohrenheilkunde, Allgemeinmedizin und Chirurgie. Jede dieser medizinischen Fachgebiete wird abgehandelt nach den Theorien der fünf Elemente (Äther, Luft, Feuer, Wasser, Erde); der Tridosha, oder drei Körpersäfte; den sieben Dhatus, oder Körpergeweben; den drei Malas (Urin, Stuhl, Schweiß); und der Dreiheit des Lebens: Körper, Geist und spirituelles Bewußtsein. Diese Begriffe werden in dieser Einführung ausführlich erläutert.

Das Hauptanliegen dieses Buches ist es, dem Leser einen

grundlegenden Überblick über die ayurwedische Medizin zu geben, wozu die Methoden der Untersuchung, Diagnose und der Behandlung gehören. Die Förderung der Langlebigkeit, der Gebrauch von Heilpflanzen und andere praktische Aspekte der Gesundheitspflege werden ebenfalls behandelt.

Nachdem der Lernende sich einen grundlegenden Überblick verschafft hat, bleibt noch eine Fülle des alten Wissens in den Schriften der ayurwedischen Weisen, aber auch in den Unterweisungen der modernen ayurwedischen Ärzte zu ergründen. Dazu gehört zum Beispiel der Chirurg Sushruta (der vor 2000 Jahren eine klassische Abhandlung über Chirurgie schrieb, »Sushruta Samhita«), dessen Schriften in eindrucksvoller Weise einen Großteil der modernen Medizin vorweggenommen haben. Zu den Themen, die er bis ins Detail abgehandelt hat, gehören unter anderem die Autopsie und die Methoden der plastischen Chirurgie, die, Jahrhunderte später, der modernen plastischen Chirurgie als Grundlagen dienten. Sushruta vervollkommnete die Methode, Knochenbrüche mit der Hilfe von Nägeln zu richten. Desweiteren erkannte er wichtige Punkte am Körper, Marmas genannt, die zu den lebenswichtigen Organen in Beziehung stehen. Äußere traumatische Einwirkungen auf diese Punkte können außerordentlich ernste, sogar tödliche Folgen haben.

Zu seinen zahlreichen anderen Beiträgen zur Medizin gehört eine besondere Aderlaßmethode, die Sushruta zur Heilung von Blutkrankheiten entwickelte. Es dürfte aus dieser kurzen Schilderung von großen Leistungen hervorgehen, daß wir von den alten ayurwedischen Meistern viel lernen können.

Die ayurwedische Weisheit ist in Sanskrit, der alten Sprache Indiens, überliefert worden. Gewisse Sanskritwörter, die bestimmte Vorstellungen der ayurwedischen Medizin beschreiben und sich nicht adäquat übersetzen lassen, sind daher vom Autor beibehalten worden, und werden bei ihrem ersten Erscheinen im Text in klarer, einfacher Weise erläutert.

Dies ist das erste Buch des Autors und er möchte hier seinen ayurwedischen Lehrmeistern seinen Dank aussprechen, ganz besonders aber Vaidya B. P. Nanal; der Tilak Ayurveda Mahavidhya Medical School, wo der Autor studierte und später als

Dozent und Professor der Inneren Medizin tätig war; und dem Seth Tarachand Ramnath Ayurvedic Hospital, wo der Autor seine praktische Ausbildung erhielt, als Arzt tätig war und später die Stelle des Medical Director innehatte. Darüber hinaus möchte der Autor seinen Studenten und Freunden danken, deren Liebe und Unterstützung ihn zu diesem Buch inspiriert haben. Aber auch dem Leser möchte er seinen Dank aussprechen, der durch seine Verpflichtung zum Lernen und zum eigenen Wachstumsprozeß sich der Wissenschaft der Ayurweda, so wie sie hier dargestellt wird, öffnet.

Dr. Vasant Lad
Santa Fé, New Mexico
Januar 1984

I. Kapitel
Geschichte und Philosophie*

Ayurweda versteht sich nicht nur als eine Wissenschaft, sondern umfaßt auch Religion und Philosophie. Mit dem Wort *Religion* sind Glaubensinhalte und Übungen gemeint, die Seinszuständen förderlich sind, in denen die Pforten der Wahrnehmung für alle Aspekte des Lebens offen sind. Ayurweda sieht den ganzen Lebensweg als etwas Göttliches an. Mit dem Wort *Philosophie* wird die Liebe zur Wahrheit bezeichnet. Im Ayurweda wird die Wahrheit als das Sein, reines Sein, das Ursprung allen Lebens ist, angesehen. Ayurweda ist eine Wissenschaft von der Wahrheit, wie sie im Leben zum Ausdruck kommt.

Die gesamte ayurwedische Literatur beruht auf der *Samkhya*-Philosophie der Schöpfung. (Der Begriff *Samkhya* wurzelt in beiden Sanskritwörtern, *Sat,* was Wahrheit bedeutet, und *Khya* — Wissen —). Der Leser möge mit offenem Geist und Herzen an die *Samkhya*-Philosophie herantreten, denn sie ist mit dem Ayurweda innig verknüpft.

Die alten Erleuchteten, die Rishis, die auch Seher der Wahrheit genannt wurden, gelangten durch ihre religiösen Praktiken und Übungen zur Erkenntnis der Wahrheit. Kraft ihrer intensiven Meditation verkörperten sie diese Wahrheit in ihrem täglichen Leben. Ayurweda ist die Wissenschaft von der täglichen Lebensführung. Dieses System des Wissens ist aus der praktischen, philosophischen und religiösen Erleuchtung der *Rishis* hervorgegangen, die in ihrem Verständnis der Schöpfung wurzelte.

Sie erkannten die enge Wechselbeziehung zwischen Mensch und Universum, und daß die kosmische Energie sich darin in allen beseelten und unbeseelten Dingen manifestiert. Sie gelangten

---

* Dieses Kapitel mag den Lesern, die sich mit diesen Themen noch nicht befaßt haben, als schwierig erscheinen und kann als erstes, letztes oder zum beliebigen Zeitpunkt gelesen werden.

auch zu der Einsicht, daß der Ursprung allen Seins das Kosmische Bewußtsein ist, das sich als männliche und weibliche Energie manifestiert – als *Shiva* und *Shakti.*

Der *Rishi* Kapila, der die *Samkhya*-Philosophie der Schöpfung erkannte, entdeckte vierundzwanzig Prinzipien oder Elemente des Universums* , von denen *Prakruti,* oder Kreativität, das grundlegendste ist.

Purusha ist die männliche, während *Prakruti* die weibliche Energie darstellt. *Purusha* ist ohne Form, Farbe und jenseits von Eigenschaften und hat keinen aktiven Anteil an der Manifestation des Universums. Diese Energie ist nicht wählende, passive Bewußtheit.

Prakruti hat Form, Farbe und Eigenschaften. *Prakruti* ist wählende Bewußtheit, Göttlicher Wille, das Eine, das zum Vielen werden will. Das Universum ist das Kind, das aus dem Schoß der *Prakruti,* der Göttlichen Mutter, hervorgeht.

Prakruti erschafft alle Formen im Universum, während *Purusha* Zeuge dieser Schöpfung ist. *Prakruti* ist die physikalische Urenergie, in der die drei Eigenschaften oder *Gunas* enthalten sind, die in der ganzen Natur, dem werdenden Kosmos zu finden sind.

Die drei *Gunas* sind *Sattwa* (Essenz), *Rajas* (Bewegung) und *Tamas* (Beharrungsvermögen). Diese Drei sind die Grundlagen allen Seins. In *Prakruti* sind sie im Gleichgewicht. Wenn dieses Gleichgewicht gestört wird, wirken die *Gunas* aufeinander ein, was die Evolution des Universums hervorbringt.

Die erste Manifestation von *Prakruti* ist die Kosmische Intelligenz. Aus *Mahad* bildet sich das Ego *(Ahamkar).* Mit der Hilfe von *Sattwa* manifestiert sich das Ego in die fünf Sinne *(Tammatras)* und in die fünf motorischen Organe hinein, wodurch das organische Universum entsteht. Mit der Hilfe von *Tamas*

**Die 24 spezifischen Prinzipien oder Elemente der Samkhya-Philosophie sind folgende: Prakruti; Mahad; Ahamkar; die fünf Sinneswahrnehmungen; die fünf motorischen Organe; Geist; Fünf Sinne, d.h. Äther, Luft, Feuer, Wasser, Erde. Purusha wird oft als der Prakruti untergeordnet betrachtet, wie auch die drei Gunas, d.h. Sattwa, Rajas und Tamas. (Siehe Tabelle I. zur Samkhya-Philosophie der Schöpfung).

Diagramm 1
Die Samkhya Philosophie der Schöpfung

Purusha ist nicht-manifest, formlos, passiv, jenseits von Eigenschaften, Ursache und Wirkung, Raum und Zeit. *Purusha* ist reines Sein. *Prakruti* ist die schöpferische Kraft der Tätigkeit, der Ursprung von Form, Manifestation, Eigenschaften und der Natur. *Mahad* ist die kosmische Intelligenz oder *Budhi. Ahamkar* ist das Ego, das Gefühl eines Ichs. *Sattwa* ist Stabilität, reine Erscheinung, Erwachen, Essenz und Licht. *Rajas* ist dynamische Bewegung. *Tamas* ist statisch, potentielle Energie, Trägheit, Dunkelheit, Unwissenheit und Materie.

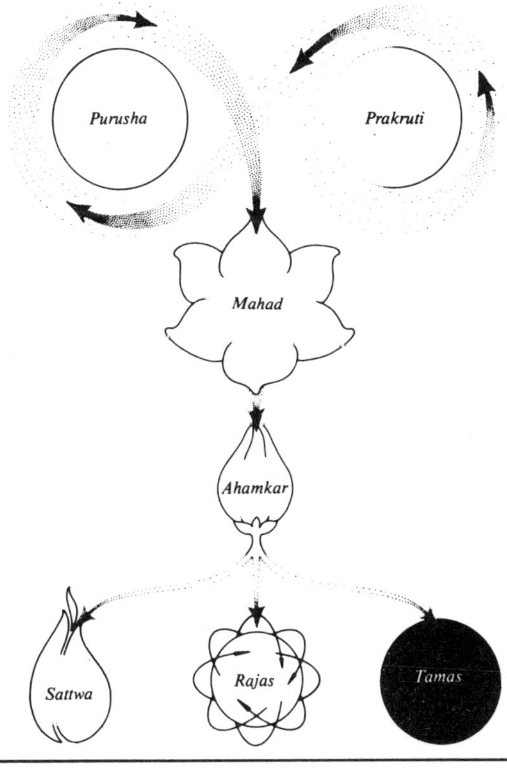

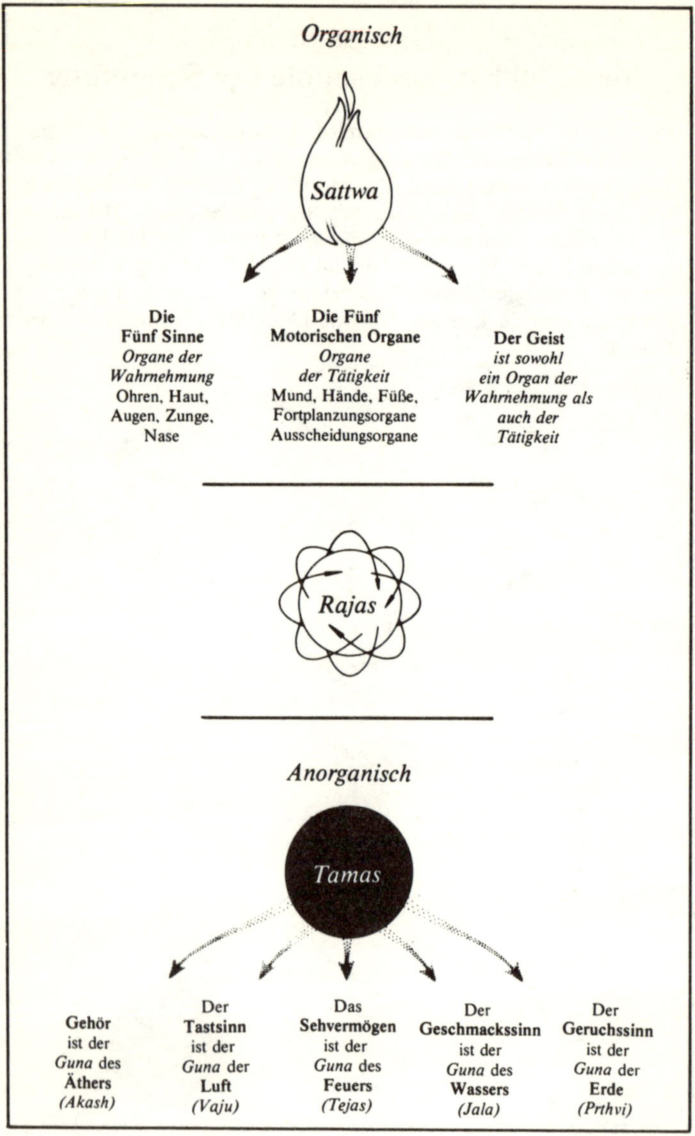
Organisch
Sattwa
Die
Fünf Sinne
Organe der
Wahrnehmung
Ohren, Haut,
Augen, Zunge,
Nase
Die Fünf
Motorischen Organe
Organe
der Tätigkeit
Mund, Hände, Füße,
Fortplanzungsorgane
Ausscheidungsorgane
Der Geist
ist sowohl
ein Organ der
Wahrnehmung als
auch der
Tätigkeit
Rajas
Anorganisch
Tamas
Gehör
ist der
Guna des
Äthers
(Akash)
Der
Tastsinn
ist der
Guna der
Luft
(Vaju)
Das
Sehvermögen
ist der
Guna des
Feuers
(Tejas)
Der
Geschmackssinn
ist der
Guna des
Wassers
(Jala)
Der
Geruchssinn
ist der
Guna der
Erde
(Prthvi)

manifestiert sich das gleiche Ego in die fünf Grundelemente *(Bhutas)* hinein, um das anorganische Universum hervorzubringen.

Rajas ist die aktive, vitale Lebenskraft im Körper und bewegt sowohl das organische als auch das anorganische Universum jeweils zu *Sattwa* und *Tamas* hin. So sind *Sattwa* und *Tamas* inaktive, potentielle Energien, die der aktiven kinetischen Kraft von *Rajas* bedürfen. *Sattwa* ist schöpferisches Potential *(Brahma); Rajas* ist eine erhaltende, schützende Kraft *(Vishnu);* und *Tamas* ist eine potentiell zerstörerische Kraft *(Mahesha).* Schöpfung *(Brahma),* Erhaltung *(Vishnu)* und Zerstörung *(Mahesha)* sind die drei Manifestationen des lautlosen kosmischen Urlautes *Aum,* die fortwährend im Universum wirken. Die nebenstehende Tabelle veranschaulicht diese Manifestation des Universums.

Die erste Wissenschaft vom Leben

Ayurweda ist ein ganzheitliches medizinisches System, das in Indien entstanden ist und dessen Anwendung dort weit verbreitet ist. Das Wort Ayurweda stammt aus dem Sanskrit und bedeutet »Wissenschaft vom Leben«. *Ayu* bedeutet soviel wie »Leben« oder »tägliches Leben« und *Veda* bedeutet »Wissen«. Der Ayurweda fand seine erste Niederschrift in den Veden, den ältesten überlieferten Schriften der Menschheit. Seit über 5000 Jahren wird diese Heilkunst täglich in Indien angewandt.

Ayurweda und menschliches Potential

Die ayurwedische Lehre betrachtet den Menschen als einen Mikrokosmos, ein Universum für sich. Er ist ein Kind der kosmischen Kräfte der äußeren Umwelt, des Makrokosmos. Das Leben des einzelnen Menschen ist von der Manifestation des Kosmos als Gesamtheit nicht zu trennen. Ayurweda betrachtet Gesundheit und »Krankheit« aus einer ganzheitlichen Sicht, die die innewohnende Beziehung zwischen Individuum und dem kosmischen Geist, Individium und dem kosmischen Bewußtsein, Energie und Materie, miteinbezieht.

Nach den ayurwedischen Lehren hat jeder Mensch vier biologische und spirituelle Antriebe oder Triebe: einen religiösen, einen finanziellen, einen Fortpflanzungstrieb und den Drang nach Freiheit. Eine gute, ausgeglichene Gesundheit ist die Voraussetzung, um diese Antriebe erfüllen zu können. Ayurweda hilft dem Gesunden, seine Gesundheit zu erhalten, und dem Kranken, sie wiederzuerlangen. Ayurweda versteht sich als medizinisch-metaphysische, heilende Wissenschaft vom Leben, als Mutter aller Heilkünste. Die Anwendung des Ayurweda fördert Glück, Gesundheit und schöpferisches Wachstum.

Durch ein Studium der ayurwedischen Lehre kann sich jeder ein praktisches Wissen um die Selbstheilung aneignen. Sind alle Energien im Körper im Gleichgewicht, lassen sich die Krankheitsvorgänge und die körperlichen Verfallserscheinungen in eindrucksvoller Weise verringern. Die Fähigkeit des Einzelnen zur Selbstheilung ist grundlegend für die Sichtweise der ayurwedischen Wissenschaft.

Ayurweda, Yoga und Tantra

Ayurweda, Yoga und Tantra sind uralte Disziplinen des Lebens, deren Ausübung in Indien sich über viele Jahrhunderte hinweg erstreckt. Sie werden in den Schriften der *Veden* und *Upanishaden* erwähnt. Yoga ist die Wissenschaft von der Vereinigung mit dem Göttlichen, mit der Wahrheit; Tantra ist die direkteste Methode, um die Energie, die die höchste Vereinigung mit der Wahrheit schafft, zu beherrschen; und Ayurweda ist die Wissenschaft vom Leben.

Sinn und Zweck jeder dieser Disziplinen ist es, den Menschen zur Langlebigkeit, Verjüngung und zur Selbstverwirklichung zu verhelfen. Ziel von Yoga und Tantra ist die Befreiung, doch sind nur wenige disziplinierte Individuen imstande, dieses höchste Ziel auf einem jener Wege zu erreichen. Ayurweda jedoch kann von jedem erfolgreich zur Erlangung von Gesundheit und Langlebigkeit praktiziert werden.

Bei der spirituellen Evolution des Menschen bildet Ayurweda die Grundlage, Yoga den Körper und Tantra den Kopf. Um die Lehren und Praktiken von Yoga und Tantra zu verstehen, ist es zunächst erforderlich, Ayurweda zu verstehen. So bilden Ayurweda, Yoga und Tantra eine voneinander abhängige Dreiheit des Lebens, wobei keine der drei für sich alleine steht. Die Gesundheit von Körper, Geist* und Bewußtsein** hängt von den Kenntnissen und der Anwendung dieser drei im täglichen Leben ab.

Ayurweda und der westliche Geist

Westliche Medizin und Denkweisen neigen dazu, das Individuelle zu verallgemeinern und zu kategorisieren. Zum Beispiel sieht der Westen das, was einer Mehrzahl von Menschen gemeinsam ist, als Norm an. Nach Ansicht des Ayurweda muß die Norm individuell bewertet werden, denn jede menschliche Konstitution zeigt ihr eigenes, besonderes spontanes Temperament und ihre eigene Funktionsweise.

Im Osten werden Akzeptieren, Beobachten und die Erfahrung als Schlüssel zum Verständnis einer Sache angesehen; im Westen dagegen das Fragen, Analysieren und logische Folgern. Im allgemeinen vertraut der westliche Geist der Objektivität, während der östliche der Subjektivität mehr Betonung verleiht. Die östliche Wissenschaft lehrt die Überwindung der Trennung zwischen Subjektivität und Objektivität. Diese Unterschiede mögen auch der Grund sein, warum manche Abendländer Schwierigkeiten haben, die Methodik des Ayurweda zu verstehen. Viele Aussagen, die in dieser ayurwedischen Einführungsschrift gemacht werden, mögen die Frage nach dem Wie und Warum nahelegen.

Der Autor möchte seine Leser respektvoll daran erinnern, daß solche Fragen, so unvermeidlich sie auch sein mögen, nicht immer zu beantworten sind. Auch in der modernen westlichen Medizin gibt es Vorstellungen, die ihre Wirksamkeit bewiesen haben, ohne daß man die Ursachen und Hintergründe der Phänomene vollkommen verstehen würde. Zum Beispiel ver-

---

*Mit »Geist« sind in diesem Zusammenhang und auf den folgenden Seiten die Tätigkeiten des urteilenden Intellektes gemeint.

**»Bewußtsein« bezeichnet die intuitiven seelischen Vorgänge, die in direkter Verbindung mit dem Göttlichen Prinzip und der Quelle allen Lebens stehen.

wendet man Antibiotika, um Bakterien zu vernichten, die im Körper Toxine bilden, obwohl es keine erschöpfende Erklärung dafür gibt, wie und warum diese Toxinbildung der Bakterien vor sich geht. Desweiteren ist Ayurweda eine ganzheitliche Wissenschaft im wahrsten Sinne des Wortes, deren Wahrheit sich durch die Summe vieler Elemente ergibt. Daher wird es sich als wenig ergiebig und unbefriedigend erweisen, Teilaspekte in Frage zu stellen, ehe man sich einen guten Gesamtüberblick über die ayurwedische Wissenschaft angeeignet hat. Dem Leser wird daher respektvoll empfohlen, bestimmte Aussagen, die zunächst vielleicht unbegründet erscheinen mögen, vorerst zu akzeptieren, bis er angefangen hat, das ayurwedische Wissen als Gesamtheit zu meistern.

II. Kapitel
Der Mensch und die Fünf Elemente

Ayurweda ist aus dem meditativen Geist der Seher der Weisheit, der *Rishis,* hervorgegangen. Über Jahrtausende hinweg wurden ihre Lehren von Meister zu Schüler mündlich weitergegeben und später in der Form melodiöser Sanskrit-Dichtung niedergeschrieben. Obwohl viele dieser Texte verlorengegangen sind, ist dennoch eine Fülle ayurwedischen Wissens erhalten geblieben.

Diese Weisheit, die dem kosmischen Bewußtsein entstammt, wurde in den Herzen der *Rishis* intuitiv empfangen. Sie erkannten, daß das Bewußtsein eine Energie ist, die sich in fünf Grundprinzipien oder Elementen manifestiert: Äther (Raum), Luft, Feuer, Wasser und Erde. Diese Vorstellung der fünf Elemente ist ein Kernstück der ayurwedischen Wissenschaft.

Die *Rishis* erkannten, daß die Welt am Anfang als ein noch nicht manifest gewordener Bewußtseinszustand existierte. Aus diesem Zustand des Einheitsbewußtseins gingen die subtilen Schwingungen des lautlosen kosmischen Klanges, *Aum,* hervor. Aus jener Schwingung trat das Element Äther als erstes in Erscheinung. Dann begann dieses ätherische Element sich zu bewegen - seine subtilen Bewegungen ließen das Element Luft entstehen, welches Äther in seiner aktiven, tätigen Form darstellt. Die Bewegungen des Äthers bewirkten Reibung, wodurch Hitze erzeugt wurde. Teilchen der Hitzeenergie vereinigten sich und bildeten intensives Licht, und aus diesem Licht manifestierte sich das Element Feuer.

So manifestierte sich Äther als Luft und der gleiche Äther manifestierte sich dann weiter als das Element Feuer. Durch die Hitze des Feuers hatten sich bestimmte ätherische Elemente aufgelöst und verflüssigt, wodurch das Element Wasser in Erscheinung getreten ist, und sich dann verfestigte, um die Moleküle des Erdelementes zu bilden. Auf diese Art und Weise hat sich Äther als die vier Elemente, Luft, Feuer, Wasser und Erde manifestiert.

Aus der Erde sind alle organischen Lebewesen geschaffen, einschließlich diejenigen des Pflanzenreiches, wie Kräuter und Getreidearten, und diejenigen des Tierreiches, einschließlich des Menschen. Das Element Erde schließt auch die anorganischen Substanzen mit ein, die das Mineralreich bilden. So geht die gesamte Materie aus dem Schoß der fünf Elemente hervor.

Die fünf Elemente sind in jeder Form von Materie anzutreffen. Wasser liefert ein klassisches Beispiel: im festen Zustand des Wassers, als Eis, ist es eine Manifestation des Erdprinzips. Latente Hitze (Feuer) im Eis verflüssigt es, wobei es das Wasserprinzip zum Ausdruck bringt, und verwandelt sich dann schließlich in Dampf, ein Ausdruck des Luftprinzips. Der Dampf verschwindet in den Äther, oder Raum. So sind die fünf Grundelemente Äther, Luft, Feuer, Wasser und Erde in einer Substanz enthalten. Alle fünf haben ihren Usprung in der Energie, die aus dem kosmischen Bewußtsein hervorgegangen ist–alle fünf sind in der gesamten Materie des Universums vorhanden. Energie und Materie sind eins.

Der Mensch als Mikrokosmos

Der Mensch ist ein mikrokosmisches Abbild der Natur, weswegen die fünf Elemente, die in der ganzen Materie vorhanden sind, ebenfalls in jedem einzelnen Menschen gegeben sind. Im menschlichen Körper gibt es viele Hohlräume, die Manifestationen des Ätherelementes sind, zum Beispiel im Mund, in der Nase, im Magen-Darmtrakt, Atemtrakt, Abdomen, Brustraum, in den Kapillaren, Lymphbahnen, Geweben und Zellen.

Der sich bewegende Raum wird als Luft bezeichnet. Die Luft ist das zweite kosmische Element, das Element der Bewegung. Im menschlichen Körper manifestiert sich das Luftelement in den größeren Bewegungen der Muskulatur, den Herzschlägen, dem Ein- und Ausatmen der Lunge und den Bewegungen der Magenwand und des Darmes. Als Antwort auf einen Reiz findet die »Bewegung« afferenter und efferenter Nervenimpulse statt, die sensorische und motorische »Bewegungen« darstellen. Alle »Bewegungen« des Zentralnervensystems unterstehen dem Luftelement im Körper.

Das dritte Element ist Feuer. Die Quelle des Feuers und Lichtes im Sonnensystem ist die Sonne, im menschlichen Körper ist es der Stoffwechsel. Feuer ist im Verdauungstrakt tätig. In der grauen Substanz der Gehirnzellen manifestiert sich das Feuer als Intelligenz. Feuer aktiviert auch die Netzhaut, die das Licht wahrnimmt. So sind Körpertemperatur, Verdauung, Denkvorgänge und Sehvermögen alles Funktionen des Feuerelementes im Körper. Der ganze Stoffwechsel und alle Enzymsysteme werden von diesem Element beherrscht.

Wasser ist das vierte wichtige Element im Körper. Es manifestiert sich in den Absonderungen der Verdauungssäfte und der Speicheldrüsen, in den Schleimhäuten und im Plasma und Zytoplasma. Wasser ist unerläßlich für die Funktionen der Gewebe, Organe und der verschiedenen Systeme im Körper. So müssen zum Beispiel Austrocknungserscheinungen, die von Durchfall oder Erbrechen herrühren, sofort behandelt werden, um das Leben des Patienten zu erhalten. Da dieses Element so lebenswichtig ist, wird das Wasser im Körper als Wasser des Lebens bezeichnet.

Die Erde ist das fünfte und letzte Element des Kosmos, das im Mikrokosmos vorhanden ist. Dadurch, daß die Erde alle belebten und unbelebten Substanzen an ihrer Oberfläche festhält, wird das Leben auf dieser Ebene ermöglicht. Im Körper stammen die festen Strukturen — Knochen, Knorpel, Nägel, Muskulatur, Sehnen, Haut und Haare — vom Erdelement her.

Die Sinne

Die fünf Elemente manifestieren sich in den fünf Sinnen des Menschen, genauso wie in gewissen Funktionen seiner Physiologie. Auf diese Art und Weise haben die fünf Elemente eine direkte Beziehung zu der Fähigkeit des Menschen, die äußere Umwelt, in der er lebt, wahrzunehmen. Sie sind auch durch die Sinne mit fünf Tätigkeiten verwandt, die die Funktionen der Sinnesorgane ausdrücken.

Tabelle 1

Die Fünf Elemente, die Sinnesorgane und ihre Tätigkeiten

Element	Sinn	Sinnesorgan	Tätigkeit	Tätigkeitsorgan
Äther	Gehör	Ohr	Sprechen	Sprachorgane *(Zunge, Stimmbänder Mund)*
Luft	Tastsinn	Haut	Festhalten	Hände
Feuer	Sehvermögen	Augen	Gehen	Füße
Wasser	Geschmackssinn	Zunge	Fortpflanzung	Geschlechtsorgane
Erde	Geruchssinn	Nase	Ausscheidung	Anus

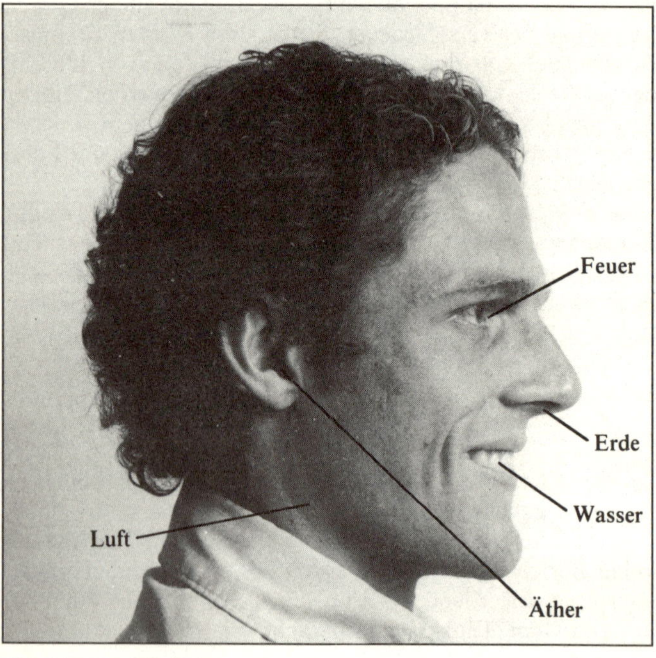

Die Grundelemente — Äther, Luft, Feuer, Wasser und Erde — sind jeweils dem Gehör, dem Tastsinn, dem Sehvermögen, dem Geschmacks- und Geruchssinn zugeordnet.

Äther ist das Medium, durch das der Schall übertragen wird. So ist das ätherische Element der Funktion des Hörens zugeordnet. Das Ohr, das Hörorgan, drückt Tätigkeit mittels dem Organ der Sprache aus, das sinnvolle menschliche Artikulierungen ermöglicht.

Luft ist dem Tastsinn zugeordnet; das entsprechende Sinnesorgan ist die Haut. Das Tätigkeitsorgan für den Tastsinn ist die Hand. Die Haut der Hand ist besonders empfindsam, und die Hand ist für die Tätigkeiten des Haltens, Gebens und Nehmens verantwortlich.

Das Feuer, das sich als Licht, Hitze und Farbe manifestiert, ist dem Sehvermögen zugeordnet. Das Auge, das Sehorgan, lenkt die Tätigkeit des Gehens und hat so einen Bezug zu den Füßen. Ein Blinder kann gehen, doch bewegt er sich ohne bestimmte Richtung fort. Es sind die Augen, die der Tätigkeit des Gehens ihre Richtung verleihen.

Das Wasser ist dem Organ des Geschmackssinnes zugeordnet; ohne Wasser kann die Zunge nicht schmecken. Die Zunge ist mit den Tätigkeiten der Genitalien (Penis und Klitoris) funktionell eng verwandt. Im Ayurweda wird der Penis oder die Klitoris als untere Zunge angesehen, während die Zunge im Mund die obere Zunge ist. Wer die obere Zunge beherrscht, beherrscht natürlich auch die untere.

Das Erdelement ist dem Geruchssinn zugeordnet. Die Nase, das Sinnesorgan, das der Geruchswahrnehmung dient, ist in seiner Funktion mit der Tätigkeit des Anus, mit der Ausscheidung verwandt. Diese Beziehung wird am Beispiel eines Menschen verdeutlicht, der an Verstopfung oder Toxinen im Dickdarm leidet: er hat einen übelriechenden Atem und sein Geruchssinn stumpft ab.

Ayurweda betrachtet den menschlichen Körper und dessen Sinneswahrnehmungen als Manifestationen der kosmischen Energie, die sich in den fünf Elementen ausdrückt. Die alten

Rishis erkannten, daß diese Elemente dem reinen kosmischen Bewußtsein entsprungen sind. Ziel des Ayurweda ist es, es jedem Menschen zu ermöglichen, seinen Körper in eine vollkommene, harmonische Beziehung zu diesem Bewußtsein zu bringen.

III. Kapitel
Die Konstitution des Menschen

Äther, Luft, Feuer, Wasser und Erde, die fünf Grundelemente, manifestieren sich im menschlichen Körper als drei Grundprinzipien, oder Körpersäfte, die als Tridoshas bezeichnet werden. Aus den Elementen Äther und Luft tritt das Luftprinzip im Körper in Erscheinung, das *Vata* genant wird. (In der Sankskrit-Terminologie wird dieses Prinzip als *Vata Dosha* bezeichnet.) Die Elemente Feuer und Wasser manifestieren sich zusammen im Körper als das Feuerprinzip *Pitta.* Die Elemente Erde und Wasser manifestieren sich als Körperflüssigkeit, die als *Kapha* bezeichnet wird.

Diese drei Elemente — *Vatta* — *Pitta* — *Kapha* — bestimmen und regeln alle biologischen, psychologischen und physiopathologischen Funktionen des Körpers, des Geistes und des Bewußtseins. Sie wirken wie Grundbestandteile des Körpers in seinem normalen physiologischen Zustand und als Schutzschichten; ist ihr Gleichgewicht gestört, tragen sie zu den Krankheitsprozessen bei.

Die Tridoshas sind für die Entstehung der natürlichen Instinkte und für die individuellen Vorlieben für bestimmte Nahrungsmittel, ihren Geschmack, ihre Temperatur usw. verantwortlich. (Siehe Kapitel VIII zu einer Beschreibung der Mechanismen dieser Vorlieben.) Sie regeln die Entstehung, Erhaltung und Zerstörung der Körpergewebe und die Ausscheidung von Abfallprodukten aus dem Körper. Sie sind auch für psychologische Phänomene verantwortlich, einschließlich Emotionen wie Angst, Zorn und Gier, aber auch für menschliche Emotionen der höchsten Art wie Verständnis, Mitgefühl und Liebe. Die Tridoshas bilden so die Grundlage des psychosomatischen Lebens des Menschen.

Die Grundkonstitution eines jeden Menschen wird zum Zeitpunkt der Empfängnis festgelegt. Bei der Befruchtung vereinigt

Darstellung 1
Der Sitz von Vata, Pitta und Kapha

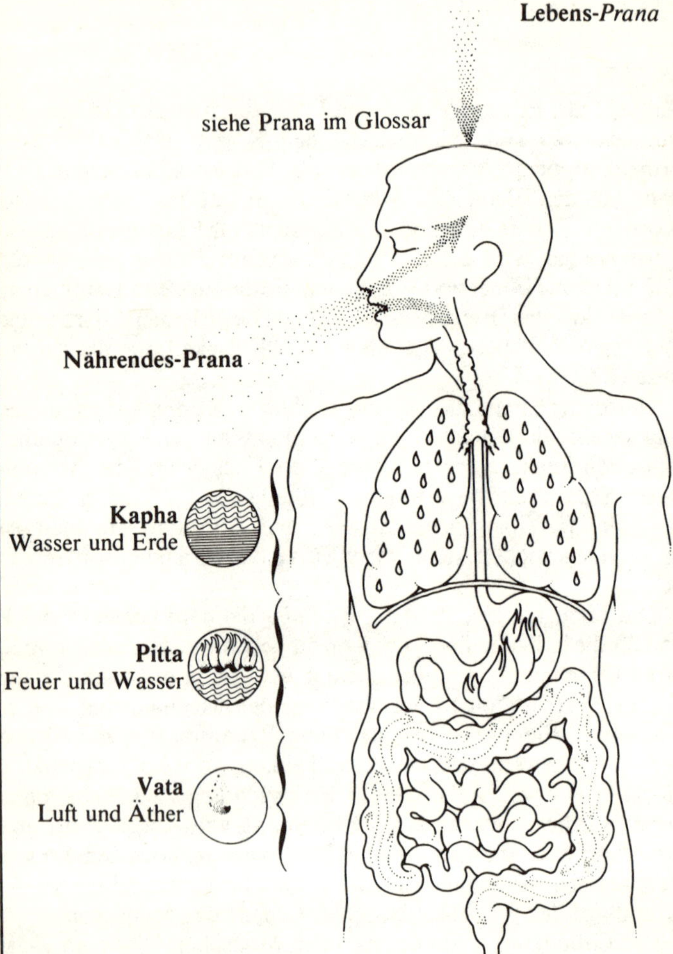

sich das Spermatozoon, eine einzelne männliche Einheit, mit der Eizelle, einer einzelnen weiblichen Einheit. Zum Zeitpunkt dieser Vereinigung wird die individuelle Konstitution durch die Vereinigung und Kombination der Luft-, Feuer- und Wasserelemente, die sich in den Körpern der Eltern manifestieren, bestimmt.

Es gibt im allgemeinen sieben Konstitutionstypen: 1.) *Vata,* 2.) *Pitta,* 3.) *Kapha,* 4.) *Vata-Pitta,* 5.) *Pitta-Kapha,* 6.) *Vata-Kapha,* und 7.) *Vata-Pitta-Kapha.* Unter diesen sieben allgemeinen Typen gibt es unzählige subtile Variationen, je nach den prozentualen Anteilen der *Vata-Pitta-Kapha*-Elemente an der Konstitution.

Die Konstutition wird im Sanskrit als *Prakruti* bezeichnet, was soviel wie »Natur«, »Kreativität« oder »die erste Schöpfung« bedeutet. Der erste Ausdruck der fünf Grundelemente im Körper ist die Konstitution. *Die Grundkonstitution des Menschen bleibt zeitlebens unverändert, da sie genetisch festgelegt ist. Die Kombination der Elemente, die zur Zeit der Geburt gegeben war, bleibt konstant. Die Kombination von Elementen jedoch, die die kontinuierlichen physiopathologischen Veränderungen im Körper regelt und bestimmt, ändert sich als Reaktion auf die Umwelt.*

Durch das ganze Leben hindurch besteht eine ständige Wechselwirkung zwischen der inneren und der äußeren Umwelt. Die äußere Umwelt umfaßt die kosmischen Kräfte (Makrokosmos), während die inneren Kräfte (Mikrokosmos) den *Vata-Pitta-Kapha*-Prinzipien unterstehen. Im Ayurweda besagt ein Grundprinzip der Heilung, daß man durch Änderung der Ernährung und der Lebensweise unter den im Inneren des Menschen wirkenden Kräften einen Zustand des Gleichgewichtes herstellen kann, um so Veränderungen in der äußeren Umwelt entgegenzuwirken und auszugleichen.

Zum Verständnis der Tridoshas

Nach den ayurwedischen Lehren ist ein klares Verständnis der drei *Doshas* die Grundvoraussetzung dafür, sich selbst und andere heilen zu können. Der *Vata-Pitta-Kapha*-Begriff ist allein dem Ayurweda zu eigen und beinhaltet ein Potential, das die Heilkunde des Westens von Grund auf umgestalten könnte. Es ist

Diagramm 2
Die Funktionen der Tri-*Doshas*

Vata	**Pitta**	**Kapha**
(Luft und Äther)	*(Feuer und Wasser)*	*(Wasser und Erde)*
Bewegung	Körperwärme	Stabilität
Atmung	Temperatur	Energie
Natürliche Bedürfnisse	Verdauung	Bewirkt Geschmeidigkeit, 'Schmierung'.
Umwandlung der Gewebe	Wahrnehmung	Öligkeit
Motorische Funktionen	Verständnis	Vergebung
Sensorische Funktionen	Hunger	Gier
Nicht 'Geerdetsein'	Durst	Verhaftung
Sekretionen	Intelligenz	Ansammlung
Ausscheidungen	Zorn	Festhalten
Angst	Haß	Besitzgier
Leeregefühl	Eifersucht	
Besorgtheit		

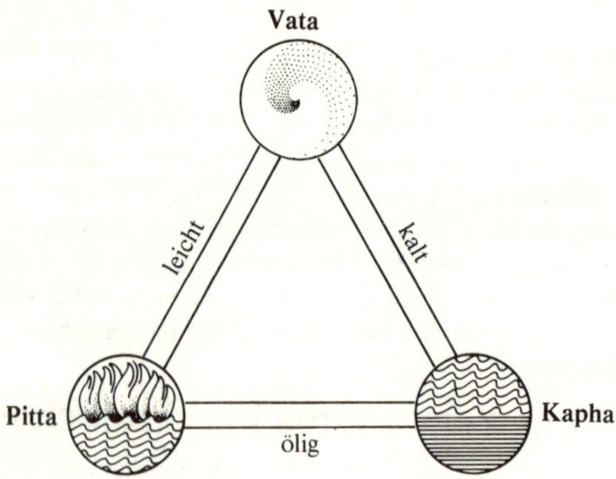

Pitta & Kapha *haben Öligkeit gemeinsam*
Pitta & Vata *haben Leichtigkeit gemeinsam*
Vata & Kapha *haben Kälte gemeinsam*

jedoch recht schwierig, die Sanskritworte *Vata, Pitta, Kapha* und die damit verbundenen Vorstellungen in westliche Begriffe zu übertragen.

Vata ist das Prinzip der Bewegung. Das, was sich bewegt, wird *Vata* genannt. Daher kann man *Vata* als das Luftprinzip im Körper übersetzen. Das Element Luft in der äußeren Atmosphäre ist jedoch nicht dasselbe wie die Vorstellung vom Luftelement im Körper. *Vata,* oder das Element Luft auf den Körper bezogen, kann man als die subtile Energie, die die biologischen Bewegungen regelt, bezeichnen. Dieses biologische Prinzip der Bewegung erzeugt alle subtilen Veränderungen im Stoffwechsel. *Vata* setzt sich aus den beiden Elementen Äther und Luft zusammen.

Vata regelt die Atmung, den Lidschlag, die Bewegungen in den Muskeln und in den Geweben, die Herzschläge, alle Ausdehnungen und Zusammenziehungen, die Bewegungen des Zytoplasmas und der Zellmembranen und die Bewegungen der einzelnen Impulse in den Nervenzellen. Dem *Vata*-Prinzip unterstehen solche Empfindungen und Emotionen wie Frische, Nervosität, Angst und Furcht, Zittern und Krämpfe. Der Dickdarm, Beckenraum, die Knochen, Haut, Ohren und Hüften sind der Sitz von *Vata.* Wenn sich ein Übermaß an *Vata* im Körper entwickelt, wird es sich in diesen Bereichen ansammeln.

Pitta wird als Feuer übersetzt, obwohl dieser Begriff nicht wörtlich »Feuer« bedeutet. Die Flamme einer Kerze oder das Feuer im Kamin kann man sehen, die Hitze-Energie des Körpers, *Pitta-Dosha,* die sich als Metabolismus, als Stoffwechsel manifestiert, ist nicht in dieser Weise sichtbar. Dem *Pitta* unterstehen Verdauung, Absorbtion, Assimilation, Nutrition, Stoffwechsel, Körpertemperatur, Hautfarbe, der Glanz der Augen und auch Intelligenz und Verstehen. In psychologischer Hinsicht erweckt *Pitta* Zorn, Haß und Eifersucht. Dünndarm, Magen, Schweißdrüsen, Blut, Fettgewebe und Haut sind der Sitz von *Pitta,* das sich aus den beiden Elementen Feuer und Wasser zusammensetzt.

Kapha wird als biologisches Wasser übersetzt. Dieses Körperprinzip setzt sich aus den zwei Elementen Erde und Wasser zusammen. *Kapha* hält die Elemente im Körper fest zusammen und bildet das Material für die körperliche Struktur. Dieses *Dosha* hält die Abwehrkraft des Körpers aufrecht. Wasser ist der Hauptbestandteil von *Kapha,* und dieses Wasser des Körpers ist in physiologischer Hinsicht für die biologische Kraft und die natürliche Abwehrkraft des Gewebes verantwortlich. *Kapha* bildet Gelenkschmiere und -flüssigkeit, die Feuchtigkeit der Haut, fördert die Wundheilung, füllt Räume im Körper aus, verleiht biologische Kraft, Vitalität und Stabilität, unterstützt das Erinnerungsvermögen, gibt Herz und Lungen Energie und hält die natürliche Resistenz aufrecht. *Kapha* manifestiert sich im Brustraum, im Hals, Kopf, in den Nebenhöhlen, in der Nase, im Mund, Magen, Gelenken, Zytoplasma, Plasma und in den Sekreten des Körpers wie den Schleimabsonderungen. In psychologischer Hinsicht ist *Kapha* verantwortlich für Gefühle der Gier, des lange bestehenden Neides und des Verhaftetseins,drückt sich aber auch in Neigung zur Ruhe, Vergebung und Liebe aus. Der Brustraum ist der Sitz des *Kapha.*

Ein ausgeglichener Zustand unter den *Doshas* ist Grundvoraussetzung für Gesundheit. Zum Beispiel nährt das Luftprinzip das Feuer im Körper, aber das Wasser ist notwendig, um das Feuer zu beherrschen, das ansonsten das Gewebe verbrennen würde. *Vata* bewegt *Kapha* und *Pitta,* da *Kapha* und *Pitta* unbeweglich sind. Gemeinsam regeln die *Tridoshas* alle Stoffwechseltätigkeiten: Anabolismus (Kapha), Katabolismus (Vata) und Metabolismus (Pitta). Gerät *Vata* aus dem Gleichgewicht, wird eine Stoffwechselstörung mit einem übermäßigen Katabolismus, einer Zunahme der Abbauvorgänge oder der Verfallsprozesse im Körper, die Folge sein. Wenn die anabolen Vorgänge die katabolen überwiegen, ist eine Beschleunigung des Wachstums und der Regeneration der Organe und Gewebe die Folge. Ein Übermaß an *Pitta* stört den Stoffwechsel, ein Übermaß an *Kapha* beschleunigt die anabolen Vorgänge und ein Zuviel an *Vata* führt zur Abmagerung (erhöhter Katabolismus).

In der Kindheit herrschen Anabolismus und die *Kapha*-Elemente vor, da in dieser Phase das größte Wachstum stattfindet. Im Erwachsenenalter treten Metabolismus und das *Pitta*-Element am stärksten in Erscheinung, da der Körper in dieser Phase ausgewachsen und stabil ist. Im Alter treten Katabolismus und *Vata* in den Vordergrund, da nun im Körper die Abbauvorgänge einsetzen.

Die Bestimmung der individuellen Konstitution

Die nachfolgende Tabelle soll dem Leser oder der Leserin bei der Bestimmung seiner, bzw. ihrer Konstitution behilflich sein. Es folgt zusätzlich eine eingehende Beschreibung der drei Konstitutionstypen. *Es ist wichtig sich zu vergegenwärtigen, daß diese Beschreibungen den reinen Aspekt jedes dieser konstitutionellen Elemente wiedergeben, jedoch keine individuelle Konstitution sich aus einem einzelnen Element zusammensetzt. Jeder Mensch ist eine Mischung aller drei Elemente, mit einer vorherrschenden Neigung zu einem oder mehreren Elementen hin.**

Die Vata-Konstitution

Menschen, die eine *Vata*-Konstitution aufweisen, sind meist körperlich unterentwickelt. Sie sind oft flachbrüstig, wobei die Sehnen der Muskulatur und die Venen gut sichtbar sind. Sie haben einen braunen Teint, wobei die Haut kalt, rauh, trocken und rissig ist. Meist sind einige Muttermale zu sehen, die eher recht dunkel sind.

Im allgemeinen sind *Vata*-Menschen eher zu groß oder zu klein gewachsen, von zartem Knochenbau, mit hervorstehenden Gelenken und Knochenenden aufgrund der schwach entwickelten Muskulatur. Der Haarwuchs ist lockig und spärlich, die Augenwimpern dünn und die Augen ohne Glanz. Die Augen können

---

*Die charakteristischen Typen müssen weiter den rassebedingten Neigungen und kulturellen Vorlieben angepaßt werden, da unterschiedliche Rassen und Kulturen natürliche Neigungen zu speziellen charakteristischen Merkmalen hinsichtlich des Körpers und der Lebensweise aufweisen; z.B. haben Afrikaner eine dunkle Haut und Inder essen gerne scharf gewürzte Speisen.

eingesunken sein, klein, trocken, lebhaft, mit einer trockenen, schmutzig wirkenden Bindehaut. Die Nägel sind rauh und brüchig. Die Nasenform ist gebogen.

In physiologischer Hinsicht sind Appetit und Verdauung wechselhaft. *Vata*-Menschen haben ein Verlangen nach Süßem, Saurem und Salzigem und mögen heiße Getränke. Uriniert wird in kleinen Mengen und der Stuhl ist hart, trocken und von geringer Menge. Diese Menschen neigen dazu, weniger als andere Konstitutionstypen zu schwitzen. Ihr Schlaf kann gestört sein, und sie werden mit weniger Schlaf als andere Konstitutionstypen auskommen. Sie leiden oft an kalten Händen und Füßen.

Diese Menschen sind kreativ, aktiv, wach und ruhelos. Sie reden und gehen schnell, ermüden aber rasch.

In psychologischer Hinsicht sind sie durch ein kurzes Gedächtnis, aber ein rasches Auffassungsvermögen gekennzeichnet. Sie können eine Sache sofort begreifen, sie aber rasch wieder vergessen. Sie haben wenig Willenskraft, neigen zu psychischer Labilität und haben wenig Toleranz, Selbstvertrauen oder Mut. Ihre Verstandeskräfte sind schwach. Diese Menschen sind nervös, furchtsam und haben viel unter Ängsten zu leiden.

Jeder Konstitutionstypus zeigt auch bestimmte Verhaltensweisen beim Umgang mit der äußeren Umwelt. *Vata*-Menschen neigen dazu, ihr Geld schnell zu verdienen und es auch rasch wieder auszugeben. So neigen sie dazu, arm zu bleiben.

Die Pitta-Konstitution

Diese Menschen sind von mittlerer Statur, schlank, wobei der Knochenbau zart sein kann. Der Brustkorb ist nicht so flach wie bei den *Vata*-Menschen, und die Sehnen der Muskulatur und die Venen stehen in einem normalen Ausmaß vor. Man findet viele Muttermale oder Sommersprossen, die bläulich oder bräunlichrot sind. Die Knochen treten nicht so hervor wie bei den *Vata*-Menschen.

Der *Pitta*-Teint kann kupferfarben, gelblich, rötlich oder hell sein. Die Haut ist weich, warm und weniger faltig als die *Vata*-Haut. Das Haar ist dünn, seidig, rot oder bräunlich, mit einer Neigung zu vorzeitigem Ergrauen und Haarausfall. Die Augenfarbe kann grau, grün oder kupferbraun und stark ausgeprägt sein; die Augen stehen durchschnittlich weit vor. Die Bindehaut ist feucht und kupferfarben. Die Nägel sind weich. Die Nasenform ist ausgeprägt und gerade, wobei die Nasenspitze zur Röte neigt.

In physiologischer Hinsicht haben diese Menschen robuste Stoffwechselfunktionen, eine gute Verdauung und infolgedessen einen lebhaften Appetit. Menschen mit einer *Pitta*-Konstitution nehmen meistens große Nahrungs- und Flüssigkeitsmengen zu sich. *Pitta*-Konstitutionstypen haben ein natürliches Verlangen nach Süßem, Bitterem und nach Dingen, die einen zusammenziehenden Geschmack haben, und sie mögen kalte Getränke. Der Schlaf ist von normaler Dauer, ohne Unterbrechung. Die Urinmengen sind groß und der Stuhl ist gelblich, weich, flüssig und reichlich. Es besteht eine Neigung zu übermäßiger Schweißabsonderung. Die Körpertemperatur kann leicht erhöht sein. Die Hände und Füße neigen dazu, warm zu sein. *Pitta*-Menschen vertragen weder Sonneneinstrahlung, Hitze, noch harte Arbeit besonders gut.

In psychologischer Hinsicht haben *Pitta*-Menschen eine gute Auffassungsgabe. Sie sind sehr intelligent und scharfsinnig und neigen dazu, gute Redner zu sein. In emotioneller Hinsicht neigen sie zu Haß, Zorn und Eifersucht.

Es sind ehrgeizige Menschen, die im allgemeinen gerne Führer sind. *Pitta*-Menschen wissen materiellen Wohlstand zu schätzen und leben in der Regel in gesunden wirtschaftlichen Verhältnissen. Sie lieben es, anderen Menschen ihren Wohlstand und ihre wertvollen Besitztümer zu zeigen.

Die Kapha-Konstitution

Bei Menschen, die eine *Kapha*-Konstitution haben, ist der Körper gut entwickelt. Sie haben aber eine ausgeprägte Neigung zum Übergewicht. Der Brustkorb ist gedehnt und breit. Die Venen und Sehnen der *Kapha*-Menschen sind aufgrund ihrer kräftigen Haut nicht ohne weiteres zu sehen. Ihre Muskulatur ist gut entwickelt. Die Knochen stehen weit vor.

Der Teint ist hell. Die Haut ist weich, glänzend und ölig, sie

Tabelle 2
Die Konstitution des Menschen *(Prakruti)*

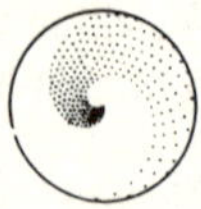
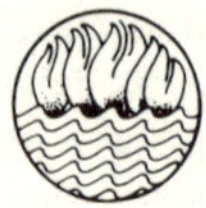
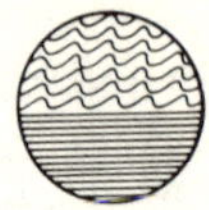

Konstitutionsmerkmal	Vata	Pitta	Kapha
○ Körperbau	dünn	durchschnittlich	schwer
○ Körpergewicht	gering	durchschnittlich	übergewichtig
○ Haut	trocken, rauh, kühl braun, schwarz	weich, ölig, warm hell, rot, gelblich	dick, ölig, kühl, blaß, weiß
○ Haare	schwarz, trocken, gekräuselt	weich, ölig, blond, früh ergraut, rot	kräftig, ölig, gewellt dunkel oder hell
○ Zähne	vorstehend, groß und krumm, Zahnfleischschwund	durchschnittliche Größe, weiches Zahnfleisch, gelblich	stark, weiß
○ Augen	klein, stumpf trocken, braun, schwarz	scharf, druchdringend, grün, grau, gelb	groß, anziehend, blau, starke Wimpern
○ Appetit	veränderlich, wenig	gut, übermäßig, unerträglich	nicht lebhaft, aber gleichmäßig
○ Geschmack	süß, sauer, salzig	süß, bitter, zusammenziehend.	scharf, bitter, zusammenziehend
○ Durst	veränderlich	übermäßig	wenig
○ Ausscheidung	trocken, hart, verstopft	weich, ölig, locker	zäh, ölig, schwer, langsam
○ körperliche Aktivität	sehr aktiv	mäßig	lethargisch
○ Geist	ruhelos, aktiv	aggressiv, intelligent	ruhig, langsam
○ gefühlsmäßiges Temperament	ängstlich, unsicher, unvorhersehbar	aggresiv, reizbar, eifersüchtig	ruhig, gierig, verfaftet
○ Glaube	veränderlich	fanatisch	stetig
○ Gedächtnis	für Dinge, die sich kürzlich ereignet haben gut, für lang Zurückliegendes schlecht	gut	langsam, aber anhaltend

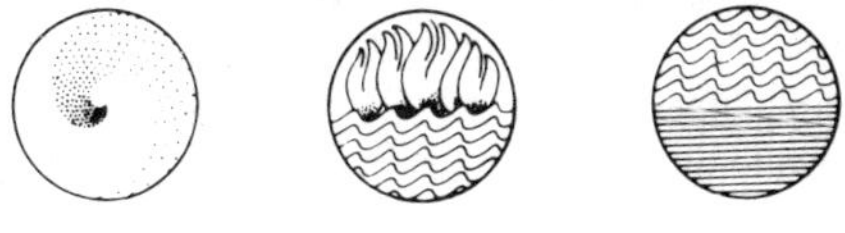

Konstitutionsmerkmal	Vata	Pitta	Kapha
○ Träume	ängstlich, vom Fliegen, Springen Laufen.	feurig, von Zorn, Gewalttätigkeit, Krieg	wäßrig, von Flüssen, Meer, Seen, Schwimmen, romantische Träume
○ Schlaf	wenig, unterbrochen	wenig aber fest	schwer, langandauernd
○ Sprache	schnell	scharf und schneidend	langsam, monoton
○ finanzielle Verhältnisse	schlecht, gibt Geld für Belangloses aus	durchschnittlich, gibt Geld für Luxusgüter aus	reich, spart Geld, gibt Geld für Essen aus
○ Puls	drahtig, schwach, bewegt sich wie eine Schlange	mäßig, hüpfend wie ein Frosch	breit, langsam, bewegt sich wie ein Schwan

Die Kreise neben den Konstitutionsmerkmalen sind für diejenigen gedacht, die sich ein allgemeines Bild von ihrer konstitutionellen Zusammensetzung machen wollen. Je nachdem welche Beschreibung zum jeweiligen Merkmal am besten paßt, trägt man ein V für Vata, P für Pitta und K für Kapha in den Kreis ein.
Wenn man Merkmale feststellt, die vom »eigenen« *Dosha* abweichen, kann dies ein Anzeichen für eine Störung dieses *Doshas* sein.

kann aber auch kalt und blaß sein. Das Haar ist kräftig, dunkel, weich und gewellt. Die Iris ist dunkel oder blau und von dichter Struktur; das Weiße im Auge ist meist ein ausgeprägtes Weiß, groß und wirkt anziehend. Die Bindehäute neigen nicht zur Rötung.

In physiologischer Hinsicht haben *Kapha*-Menschen einen regelmäßigen Appetit, die Verdauungsfunktionen sind relativ langsam und sie nehmen weniger Nahrung zu sich. Sie neigen dazu, sich langsam zu bewegen. Sie haben ein Verlangen nach scharfen, bitteren und zusammenziehenden Nahrungsmitteln. Der Stuhl ist weich und kann von heller Farbe sein; er wird langsam entleert. Die Schweißabsonderung ist mäßig, der Schlaf tief und langanhaltend. Sie verfügen über eine starke Lebenskraft, was sich in einem guten Durchhaltevermögen äußert. *Kapha*-Menschen sind im allgemeinen gesund, glücklich und friedlich. In psychologischer Hinsicht neigen sie zu Eigenschaften wie Toleranz, Ruhe, Vergebung und Liebe, legen aber auch Charakterzüge wie Gier, Verhaftung, Neid und Besitzgier an den Tag. Ihr Auffassungsvermögen ist langsam, aber gründlich — wenn sie eine Sache einmal verstehen, wird dieses Wissen auch behalten.

Kapha-Menschen sind in der Regel reich. Sie können Geld verdienen und es auch festhalten.

Geistige Konstitutionen

Auf den geistigen und astralen Ebenen gibt es drei Eigenschaften oder *Gunas*, die den drei Säften entsprechen, aus denen die physische Konstitution zusammengesetzt ist. In der ayurwedischen Medizin bilden diese drei Eigenschaften die Grundlage für Unterscheidungsmerkmale des menschlichen Temperaments und für individuelle Unterschiede der psychologischen und moralischen Dispositionen. Diese drei Grundeigenschaften werden als *Sattwa, Rajas* und *Tamas* bezeichnet.

Sattwa drückt Essenz, Verständnis, Reinheit, Klarheit, Mitgefühl und Liebe aus. *Rajas* steht für Bewegung, Aggressivität und Extroversion. Der *Rajas*-Geist bewegt sich auf einer sinnlichen

Ebene. *Tamas* manifestiert sich als Unwissenheit, Trägheit, Schwere und Stumpfheit.

Menschen, die ein *Sattwa*-Temperament haben, verfügen über einen gesunden Körper, ihr Verhalten und Bewußtsein ist sehr rein. Sie glauben an Gott, sind religiöse und oft sehr fromme, ja heilige Menschen.

Menschen mit einem *Rajas*-Temperament sind an geschäftlichen Dingen, an Wohlstand, Macht, Prestige und Stellung interessiert. Sie genießen Wohlstand und sind im allgemeinen extrovertiert. Sie glauben möglicherweise an Gott, sind aber auch plötzlichen Glaubensänderungen unterworfen. Ihr Bewußtsein für politische Belange ist sehr stark ausgeprägt.

Tamas-Menschen sind faul, eigensinnig und dazu imstande, andere Menschen zu zerstören. Sie haben im allgemeinen wenig Respekt für andere und sind religiös. Alle ihre Tätigkeiten sind egoistisch.

Ein Mensch mit einem *Sattwa*-Temperament kann das Selbst ohne große Anstrengung verwirklichen, während *Rajas*- und *Tamas*-Menschen mehr arbeiten müssen, um diesen Zustand zu erreichen.

Diese drei subtilen geistigen Energien sind für Verhaltensmuster verantwortlich, die durch die Praxis spiritueller Disziplinen wie Yoga verändert werden können. Der ayurwedische Arzt *(Vaidya)* kann diesen Prozeß der Verhaltensänderung unterstützen. Er ist mit den Funktionsweisen dieser Eigenschaften — *Sattwa* — *Rajas* — *Tamas* — vertraut und kann durch die Beobachtung des Verhaltens und der Ernährung feststellen, welche davon im Individuum vorherrschen. Indem er diese praktischen Hinweise benützt, kann er den Patienten zu einer ausgeglicheneren geistigen und körperlichen Lebensweise führen.

IV. Kapitel
Krankheitsprozesse

Gesundheit ist Ordnung, Krankheit ist Unordnung. Im Körper gibt es eine ständige Wechselwirkung zwischen Ordnung und Unordnung. Der weise Mensch lernt das Vorhandensein von Unordnung in seinem Körper wahrzunehmen und geht dann daran, die Ordnung wiederherzustellen. Er versteht, daß in der Unordnung auch Ordnung enthalten ist, und daß so eine Rückkehr zur Gesundheit möglich ist.

Die innere Umwelt des Körpers reagiert ständig auf die äußere Umwelt. Unordnung entsteht, wenn diese zwei sich im Ungleichgewicht befinden. Um die innere Umwelt so zu verändern, daß sie mit der äußeren Umwelt im Gleichgewicht ist, muß man verstehen, wie der Krankheitsprozeß innerhalb der psychosomatischen Entität zustandekommt. Mit Hilfe der Erklärungen der Krankheiten, die der Ayurweda bietet, ist es möglich, aus einem Zustand der Unordnung und Krankheit wieder Ordnung und Gesundheit herzustellen.

Im Ayurweda ist der Begriff der Gesundheit Grundvoraussetzung zum Verständnis der Krankheit. Und aus diesem Grunde müssen wir die Bedeutung von Gesundheit verstehen, ehe wir die Krankheit besprechen. Ein Zustand der Gesundheit besteht dann, wenn das 'Feuer der Verdauung' *(Agni)* im Gleichgewicht ist, unter den Körpersäften *(Vata — Pitta — Kapha)* Ausgeglichenheit herrscht, die drei Ausscheidungsprodukte (Harn, Stuhl und Schweiß) in normalen Mengen vom Körper gebildet werden und im Gleichgewicht sind, die Sinne ihre Funktionen normal erfüllen und Körper, Geist und Bewußtsein als Einheit harmonieren. Ist das Gleichgewicht eines dieser Systeme gestört, setzen die Krankheitsprozesse ein. Da ein Gleichgewicht der oben genannten Elemente und Funktionen für die natürliche Widerstandskraft und Abwehr verantwortlich ist, können sogar ansteckende Krankheiten einem Menschen nichts anhaben, der sich einer guten

Gesundheit erfreut. So sind Störungen des Gleichgewichtes in Geist und Körper für physische und psychische Schmerzen und Leid verantwortlich.

Einteilung der Krankheiten

Dem Ayurweda zufolge können Krankheiten ihrem Ursprung nach eingeteilt werden als psychologischen, spirituellen oder körperlichen Ursprungs. Sie können auch nach dem Ort, an dem sie sich manifestieren, eingeteilt werden, also Herz, Lunge, Leber usw. Der Krankheitsprozeß kann im Magen oder im Darm anfangen, sich aber am Herzen oder in den Lungen manifestieren. Krankheitsprozesse können also durchaus fern ihres Entstehungsortes auftreten. Krankheiten werden auch nach den sie verursachenden Faktoren und nach den Körper-Doshas *Vata, Pitta, Kapha* eingeteilt.

Krankheitsanfälligkeit

Die Anfälligkeit für Krankheiten wird durch die individuelle Konstitution bestimmt. Menschen, die z.B. eine *Kapha*-Konstitution haben, zeigen eine deutliche Neigung zu *Kapha*-Krankheiten. Sie können wiederholten Anfällen von Bronchitis, Lungenkongestionen, Mandel- und Nebenhöhlenentzündungen unterworfen sein. In ähnlicher Weise neigen Menschen mit einer *Pitta*-Konstitution zu Leber-Gallenstörungen, Magenübersäuerung und Magengeschwüren, Gastritis und entzündlichen Erkrankungen. *Pitta*-Menschen leiden auch an Störungen der Haut, wie Nesselsucht und Hautausschlägen. *Vata*-Menschen sind sehr anfällig für Blähungen, Schmerzen im unteren Abschnitt der Wirbelsäule, Arthritis, Ischias, Lähmungen und Neuralgien. *Vata*-Krankheiten haben ihren Ursprung im Dickdarm, *Pitta*-Krankheiten im Dünndarm und *Kapha*-Störungen im Magen. Sind die Säfte in diesen Bereichen aus dem Gleichgewicht geraten, werden bestimmte Zeichen und Symptome die Folge sein.

Der Verlust des Gleichgewichtes, der die Krankheit hervorruft, kann seinen Ursprung im Bereich des Bewußtseins in der Form eines negativen Bewußtseinsanteils haben, und sich dann im geistigen Bereich manifestieren, wo der Keim der Krankheit dann möglicherweise in der Form von Zorn, Angst oder Verhaftung in den Tiefen des Unterbewußtseins liegt. Diese Emotionen werden sich schließlich durch den Geist hindurch im Körper manifestieren. Unterdrückte Angst ruft *Vata*-Störungen hervor; Zorn ein Übermaß an *Pitta;* und Neid, Gier und Verhaftung verstärken *Kapha.* Diese Störungen des Gleichgewichtes der *Tridoshas* wirken sich auf die natürliche Abwehr des Körpers aus (auf das Immunsystem — *Agni)* und so wird der Körper für Krankheiten anfällig.

Der Verlust des Gleichgewichtes, der den Krankheitsprozeß bewirkt, entsteht manchmal zuerst im Körper und manifestiert sich danach in Geist und Bewußtsein. Nahrungsmittel, Lebensweisen und Umgebungen mit Eigenschaften, die denjenigen der *Doshas* ähnlich sind, werden sich zu dem individuellen Zustand des Körpers antagonistisch verhalten. Sie werden eine Störung des Gleichgewichtes schaffen, die sich zuerst auf der körperlichen Ebene manifestiert, und sich später, durch eine Störung der *Doshas,* auf den Geist auswirkt. Störungen des *Vata* z.B. haben Angst, Depression und Nervosität zur Folge. Ein Übermaß an *Pitta* im Körper verursacht Zorn, Haß und Eifersucht. Wird *Kapha* verstärkt, sind Besitzgier, Habsucht und Verhaftung die Folge. So gibt es eine direkte Verbindung zwischen Ernährung, Lebensgewohnheiten, Umwelt und emotionalen Störungen.

Beeinträchtigungen der Körpersäfte, *Vata — Pitta — Kapha* haben Toxine zur Folge *(Ama),* die im Körper kreisen. Durch dieses Kreisen sammeln sich die Giftstoffe an den Schwachstellen des Körpers an. Stellt zum Beispiel ein Gelenk eine solche Schwachstelle dar, wird sich die Krankheit dort manifestieren. Wodurch kommen diese Toxine und Schwachstellen des Körpers zustande?

Agni — Der Schlüssel zu Krankheit oder Gesundheit

Agni ist das biologische Feuer, das den Stoffwechsel regelt. In seiner Funktion ist es *Pitta* ähnlich und kann als integrierter Bestandteil des *Pitta*-Systems im Körper angesehen werden, wobei es die Funktion eines katalytischen Agens bei der Verdauung und im Stoffwechsel erfüllt. *Pitta* enthält Hitze-Energie, die die Verdauung fördert. Diese Hitze-Energie ist *Agni. Pitta* und *Agni* sind im Grunde genommen das Gleiche, wobei der subtile Unterschied gegeben ist, daß *Pitta* das Enthaltende und *Agni* das Enthaltene darstellt.

Pitta manifestiert sich im Magen als *Agni,* das 'Feuer des Magens'. Seiner Natur nach ist *Agni* sauer, zersetzt die Nahrungsmittel und regt die Verdauung an. *Agni* ist auch auf eine subtile Art und Weise mit der Bewegung von *Vata* verwandt, denn die Luft im Körper entfacht das Feuer im Körper. In jedem Gewebe, in jeder Zelle ist *Agni* vorhanden. *Agni* ist für die Aufrechterhaltung der Gewebsernährung und des Immunsystems verantwortlich. *Agni* vernichtet Mikroorganismen, fremde Bakterien und Toxine im Magen, Dünndarm und Dickdarm. Auf diese Art und Weise schützt es die physiologische Flora dieser Organe.

Die Langlebigkeit ist von *Agni* abhängig. Intelligenz, Verständnis, Wahrnehmung und Auffassungsvermögen sind ebenfalls Funktionen von *Agni.* Die Hautfarbe wird durch *Agni* aufrechterhalten, und das Enzymsystem und der Stoffwechsel hängen vollkommen von *Agni* ab. Solange *Agni* seine Funktion richtig erfüllen kann, werden die Vorgänge der Zersetzung, Absorbtion und Assimilation der Nahrung im Körper reibungslos ablaufen.

Wird *Agni* durch eine Störung des Gleichgewichtes der *Tridoshas* beeinträchtigt, sind drastische Auswirkungen auf den Stoffwechsel die Folge. Die Abwehrkraft des Körpers und das Immunsystem sind gestört. Bestandteile der Nahrung bleiben unverdaut und werden nicht aufgenommen. Sie sammeln sich im Dickdarm an und verwandeln sich in eine heterogene, übelrichende, klebrige Substanz. Diese Substanz, die als *Ama* bezeichnet wird, verstopft die Därme und andere Kanäle des Körpers, wie die Kapillaren und Blutgefäße. Schließlich ist diese Substanz vielen chemischen Veränderungen unterworfen, die ihrerseits Toxine schaffen. Diese Toxine werden in das Blut aufgenommen und gelangen so in den allgemeinen Kreislauf. Schließlich sammeln sie sich an den Schwachstellen des Körpers an, wo sie Kontraktionen, Verstopfungen, Stagnation und Schwäche der Organe bewirken und die Immunfunktion der entsprechenden Gewebe herabsetzen. Schließlich manifestiert sich ein Krankheitszustand in den betroffenen Organen und wird dann als Arthritis, Diabetes, Herzerkrankung usw. diagnostiziert.

Die Wurzel aller Krankheiten ist *Ama.* Für die Entstehung von *Ama* gibt es viele Ursachen. Werden zum Beispiel Nahrungsmittel aufgenommen, die untereinander unverträglich sind, wird *Agni,* aufgrund der aus diesen schlecht verdauten Speisen gebildeten Toxine, oder *Ama,* direkt davon betroffen sein. Wenn die Zunge einen weißen Belag aufweist, ist dieses Symptom ein Anzeichen dafür, daß Ama im Dünndarm, Dickdarm oder im Magen vorhanden ist, je nachdem welcher Teil der Zunge belegt ist. (Siehe den Absatz und die Zeichnung zur Zungendiagnose im VI. Kapitel.)

Ama entwickelt sich dann, wenn die Funktion von *Agni* verlangsamt ist; eine Überfunktion von *Agni* aber ist ebenfalls schädlich. Bei einer Überaktivität von *Agni* werden die normalen biologischen Nährstoffe in der Nahrung durch eine übermäßige Verbrennung von den Verdauungsprozessen förmlich 'verheizt', und Abmagerung ist die Folge. Dieser Zustand setzt auch die Abwehrkräfte des Körpers herab.

Unterdrückte Gefühle

Toxine entstehen auch durch emotionale Faktoren. Unterdrückter Ärger und Zorn zum Beispiel verändern die Flora von Gallenblase, Gallengängen und Dünndarm vollständig und verstärken *Pitta,* was entzündliche Areale an der Magen- und Dünndarmschleimhaut verursacht. In ähnlicher Weise verändern Angst und Besorgnis die Dickdarmflora. Als Folge davon wird der Bauch aufgetrieben, wobei sich Blähungen schmerzhaft im Dickdarm festsetzen. Die Schmerzen werden oft als Herz- oder Leberstörungen angesehen. Aufgrund der üblen Folgen dieser Unterdrükkung wird empfohlen, weder die Gefühle, noch irgendwelche Bedürfnisse des Körpers wie Husten, Niesen oder das Abgehen von Winden zu unterdrücken.

Unterdrückte Gefühle stören das Gleichgewicht von *Vata,* das wiederum *Agni,* die Immunreaktionen des Körpers, beeinflußt. Wenn *Agni* geschwächt ist, können abnormale Immunreaktionen die Folge sein. Diese Reaktion kann Allergien auf bestimmte Substanzen, wie Pollen, Staub, oder Blumengerüche bewirken*. Weil Allergien eine enge Beziehung zu den Immunreaktionen des Körpers haben, leiden Menschen mit einer angeborenen abnormalen Immunreaktion oft an Allergien. Zum Beispiel wird ein Mensch, der mit einer *Pitta*-Konstitution geboren wurde, von seiner Anlage her gegenüber scharfen, gewürzten Speisen empfindlich sein, die *Pitta* verstärken.

Menschen mit *Kapha*-Konstitutionen sind sehr empfindlich gegenüber den Speisen, die *Kapha* verstärken. Bei solchen Menschen bewirken *Kapha*-Speisen wie Milchprodukte Störungen wie Husten, Erkältungen, Kongestionen und keuchende oder asthmatische Atmung. Menschen, die *Kapha*-Emotionen wie Verhaftung und Gier unterdrücken, werden allergische Reaktionen auf *Kapha*-Nahrungsmittel bekommen.

Ayurweda empfiehlt, die Gefühle ohne Verhaftung zu beobachten und sie loszulassen, damit sie sich auflösen können. Wenn Gefühle unterdrückt werden, wird diese Unterdrückung Störungen des Geistes und schließlich des Körpers zur Folge haben.

---

* Da Allergien ihre tiefere Ursache in unterdrückten Gefühlen haben, können sie durch den Gebrauch von Antihistaminika nicht von der Wurzel her geheilt werden.
Darmparasiten sind eine andere Ursache von Allergien. Wenn zum Beispiel Nematoden oder Amöben im Dickdarm vorhanden sind, könnte eine Pollenallergie sich als Folge davon einstellen.

Die drei Malas

Störungen des Gleichgewichtes in anderen Systemen des Körpers, zum Beispiel in den Ausscheidungssystemen, können ebenfalls Krankheiten zur Folge haben. Der Körper bildet drei Ausscheidungsprodukte, oder *Malas:* den Stuhl, welcher fest ist, den Harn und den Schweiß, die flüssig sind. Ihre Bildung und Ausscheidung ist eine absolut lebensnotwendige Voraussetzung für die Gesundheit. Harn und Stuhl werden während des Verdauungsvorganges im Dickdarm gebildet, wo die Assimilation, Absorbtion und die Unterscheidung zwischen lebensnotwendigen und nicht lebensnotwendigen Substanzen stattfindet. Der Stuhl wird zur Ausscheidung zum Enddarm transportiert; der Harn wird in den Nieren gefiltert und gelangt dann zur Ausscheidung in die Blase; und der Schweiß wird durch die Poren der Haut ausgeschieden.

Obwohl sie als Ausscheidungsprodukte des Körpers betrachtet werden, sind Harn und Stuhl nicht als ausschließliche Abfallprodukte anzusehen. Zu einem gewissen Grad sind sie für die physiologische Funktion ihrer jeweiligen Organe lebenswichtig. Dem Stuhl werden zum Beispiel Nährstoffe durch die Darmwand entzogen: Viele Nährstoffe befinden sich nach der Verdauungsarbeit des Magens und Dünndarms noch im Stuhl. Der Stuhl wird erst dann ausgeschieden, nachdem diese Nährstoffe entzogen wurden.

Darüberhinaus gibt der Stuhl dem Dickdarm Kraft und hält dessen Tonus aufrecht. Ein Mensch, der an Verstopfung leidet, lebt länger als jemand, der an Durchfall leidet. Wenn ein Durchfall 15 Tage lang anhält, wird der Tod die Folge sein. Ein Mensch kann jedoch durchaus längere Zeit hindurch an Verstopfung leiden, ohne daß sein Leben dadurch gefährdet wäre, obwohl es Störungen der Systeme des Körpers zur Folge hat. Verstopfung verursacht Auftreibungen, Unwohlsein, Blähungen, Leibschmerzen, Kopfschmerzen und einen schlechten Atem.

Die Harnorgane schaffen die wäßrigen, mineralischen und stickstoffartigen ausscheidungspflichtigen Stoffe aus dem Körper. Der Harn wird im Dickdarm gebildet. Dieses Ausscheidungsprodukt hilft die normale Elektrolytkonzentration der Körperflüssig-

Diagramm 3
Die Harnuntersuchung

Die Körperflüssigkeiten wie das Blut *(Rakta)* und die Lymphe *(Rasa)* transportieren die Ausscheidungsprodukte *(Malas)* von den Geweben fort, in denen sie gebildet wurden. Die Harnorgane scheiden Wasser *(Kleda)*, Natrium und stickstoffartige Ausscheidungsprodukte aus *(Dhatu Malas)*. Die Nieren tragen auch dazu bei, den normalen Elektrolytbestand in den Körperflüssigkeiten aufrechtzuerhalten. Die helfen das Volumen der Körperflüssigkeit und den Blutdruck zu regulieren und sind an der Steuerung der Bildung roter Blutkörperchen beteiligt. Auf diese Art und Weise trägt der Harn dazu bei, das Gleichgewicht der drei Säfte *Vata - Pitta - Kapha* - und des Wassers aufrechtzuerhalten.

Klinische Harnuntersuchung: In einem sauberen Gefäß wird der Morgenharn im Mittelstrahl aufgefangen. Man beachte die Farbe. Eine schwärzlich-braune Farbe zeigt eine *Vata*-Störung an; eine dunkelgelbe Farbe weist auf eine *Pitta*-Störung hin. Auch im Falle einer Verstopfung oder wenn der Körper weniger Wasser aufnimmt, wird der Harn dunkelgelb sein. Trüber Harn weist auf eine *Kapha*-Störung hin. Ist eine rote Farbe im Harn zu sehen, zeigt dies eine Störung des Blutes an.

Öltropfen - Test

Mit Hilfe einer Pipette wird ein Tropfen Sesamöl in die Harnprobe getan. Wenn der Tropfen sich sofort verteilt, handelt es sich um eine körperliche Störung, die leicht zu heilen ist. Sinkt der Tropfen in die Mitte der Harnprobe, zeigt dies an, daß die Krankheit schwer zu heilen ist. Wenn der Tropfen bis zum Boden sinkt, kann die Krankheit sehr schwer zu heilen sein.

Verteilt sich der Tropfen in wellenartigen Bewegungen auf der Oberfläche, zeigt dies eine *Vata*-Störung an. Wenn der Tropfen bei seiner Verbreitung an der Oberfläche regenbogenartige Farben zeigt, ist eine *Pitta*-Störung gegeben. Bildet der Tropfen perlenartige Tröpfchen auf der Oberfläche des Harnes, wird dadurch eine *Kapha*-Störung angezeigt.

Normaler Harn weist einen typischen harnartigen Geruch auf. Wenn der Harn aber einen fauligen Geruch hat, ist es ein Anzeichen dafür, daß Toxine im Körper sind. Ein säuerlicher Geruch, der eine Empfindung des Brennens bewirkt, zeigt ein Übermaß an *Pitta* an. Die Möglichkeit eines

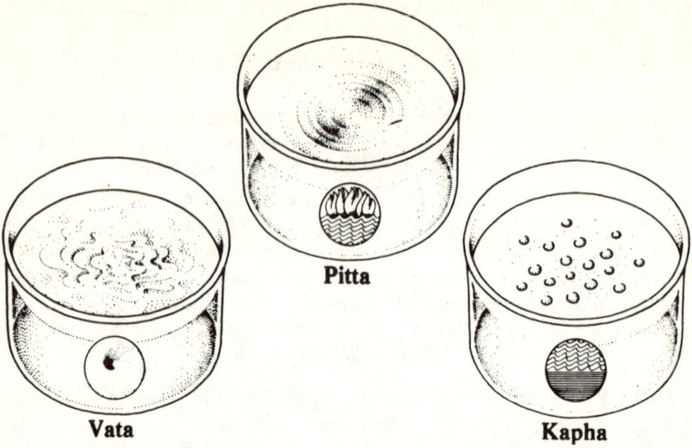

diabetischen Zustandes wird durch einen süßlichen Geruch angezeigt. Bei diesem Zustand bekommt der Betreffende eine Gänsehaut beim Wasserlassen. Gries und Sand im Harn weisen auf die Wahrscheinlichkeit von Steinen in den Nieren oder Harnwegen hin.

keiten aufrechtzuerhalten. Das Funktionieren dieses *Malas* ist abhängig von der Flüssigkeitsaufnahme, der Ernährung, der Temperatur der Umwelt und dem geistigen und körperlichen Zustand des Individuums.

Die Farbe des Harns hängt von der Ernährung ab. Leidet der Patient an Fieber, was eine *Pitta*-Störung ist, wird der Harn dunkelgelb oder bräunlich. Gallenfarbstoffe geben dem Harn ein grünliches Aussehen. Ein Übermaß an *Pitta* kann einen sehr sauren Harn zur Folge haben. Substanzen, die die Harnausscheidung anregen, wie Tee, Kaffee und Alkohol, verstärken *Pitta* ebenfalls.

Wenn der Körper Wasser zurückhält, ist die Harnausscheidung gering, und dieses Wasser wird sich auch im Gewebe ansammeln. Dieser Zustand wird sich wiederum auf das Blut auswirken und den Blutdruck erhöhen. Eine ausgewogene Harnbildung ist also für die Aufrechterhaltung des Blutdruckes und des Blutvolumens wichtig.

Den ayurwedischen Schriften zufolge ist der Harn ein natürliches Ausscheidungsmittel, das den Körper von Toxinen reinigt, die Aufnahmeprozesse im Dickdarm fördert sowie der Ausscheidung des Stuhles dienlich ist. Wenn man jeden Morgen eine Tasse Harn (dem Mittelstrahl entnommen) zu sich nimmt, wird dieses der Reinigung und Entgiftung des Dickdarmes förderlich sein.

Der Schweiß ist ein Nebenprodukt des Fettgewebes. Das Schwitzen ist notwendig, um die Körpertemperatur zu regulieren. Durch die Schweißbildung bleibt die Haut weich, der Tonus und die Elastizität der Haut werden dadurch aufrechterhalten, ebenso die Flora der Poren.

Übermäßiges Schwitzen ist eine Störung, die Pilzerkrankungen nach sich ziehen kann und die die natürliche Widerstandskraft der Haut herabsetzt. Ungenügendes Schwitzen setzt ebenfalls die Wiederstandsfähigkeit der Haut herab, die Haut wird rauh und schorfig, und es kommt zur Schuppenbildung.

Es gibt eine besondere Beziehung zwischen der Haut und den Nieren, da die Ausscheidung von Metaboliten in flüssiger Form vornehmlich eine Funktion dieser beiden Organe ist. Daher ist die Schweißabsonderung indirekt mit der Harnbildung verwandt. Wie der Harn, ist die Schweißabsonderung mit *Pitta* verwandt. Im Sommer schwitzen die Menschen reichlich, aber die Harnmengen sind kleiner, da die ausscheidungspflichtigen Stoffe durch den Schweiß abgegeben werden. Im Winter schwitzen viele Menschen weniger, und die Harnmengen sind größer.

Übermäßige Harnabsonderung kann eine zu geringe Schweißbildung zur Folge haben und übermäßiges Schwitzen ein zu geringes Harnvolumen bewirken. Daher ist es notwendig, daß die Bildung von Schweiß und Harn ausgewogen ist. Diabetes, Psoriasis, Dermatitis und Aszites (Wassersucht) sind Beispiele von Krankheiten, die von einem gestörten Gleichgewicht von Schweiß und Harn im Körper herrühren.

Übermäßige Schweißabsonderung senkt die Körpertemperatur und führt zur Austrocknung. In der gleichen Weise führt eine übermäßige Harnausscheidung ebenfalls zur Austrocknung und verursacht auch kalte Hände und Füße.

Die sieben Dhatus

Der menschliche Körper besteht aus sieben grundlegenden und lebenswichtigen Arten von »Gewebe«, die als *Dhatus* bezeichnet werden. Das Sanskritwort *Dhatu* bedeutet »aufbauendes Element«. Diese sieben »Gewebe« sind für die gesamte Struktur des Körpers verantwortlich. Die *Dhatus* halten die Funktionen der verschiedenen Organe, Systeme und lebenswichtigen Teile des Körpers aufrecht. Sie spielen bei der Entwicklung und der Ernährung des Körpers eine sehr wichtige Rolle.

Die *Dhatus* sind ebenfalls Bestandteile des biologischen Schutzmechanismus. Mit der Hilfe von *Agni* sind sie für den Immunmechanismus verantwortlich. Wenn ein *Dhatu* versagt, so wirkt sich das auf den nachfolgenden *Dhatu* aus, da jeder *Dhatu* seine Ernährung vom vorangegangenen erhält. Die folgenden sind die sieben wichtigsten *Dhatus,* in ihrer fortlaufenden Reihenfolge.

1.) *Rasa* (Plasma) enthält die Nährstoffe der verdauten Nahrung und ernährt alle Gewebe, Organe und Systeme des Körpers.
2.) *Rakta* (Blut) regelt die Oxydation in allen Geweben und lebenswichtigen Organen und hält das Leben aufrecht.
3.) *Mamsa* (Muskel) deckt die empfindlichen, lebenswichtigen Organe ab, führt die Bewegungen der Gelenke durch und hält die physische Kraft des Körpers aufrecht.
4.) *Meda* (Fett) bewirkt die 'Schmierung', die Gleitfähigkeit, die Schlüpfrigkeit aller Gewebe.
5.) *Asthi* (Knochen) verleiht der körperlichen Struktur Halt.
6.) *Majja* (Knochenmark und Nerven) füllt die Knochenhohlräume aus und ist Vermittler der motorischen und sensorischen Impulse.
7.) *Shukra* und *Artav* (Fortpflanzungsgewebe) enthalten die Bestandteile aller »Gewebsarten« und sind für die Fortpflanzung verantwortlich.

Die sieben *Dhatus* werden als natürliche, biologische, fortlaufende manifeste Ordnung aufgefaßt. Die Nachverdauung der Nahrung, 'Nährplasma', *Ahara Rasa* genannt, enthält die Nahrung aller *Dhatus.* Dieses 'Nährplasma' wird mit Hilfe der Hitze eines jeden *Dhatus, Dhatu Agni* genannt, transformiert und ernährt.

Diagramm 4
Der Kreislauf der Nährstoffe und die Umwandlung der *Dhatus*

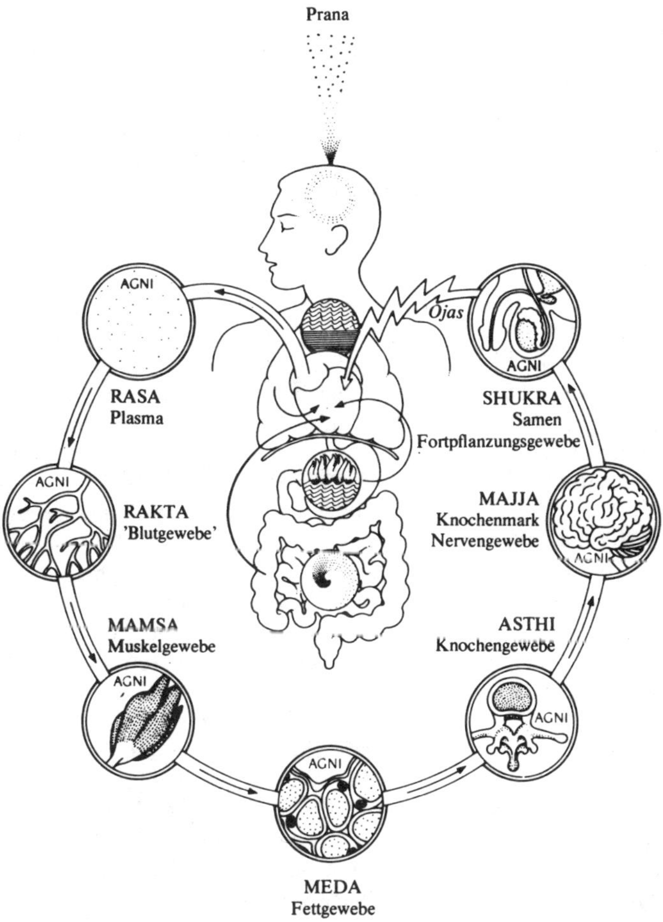

DIE SIEBEN DHATUS: 1.) RASA *(Plasma)* - unterhält die Funktion der Menstruation (ARTAVA) in der Gebährmutter und die der Milchbildung (STANYA) in der Brustdrüse. **2.) RAKTA** *('Blutgewebe' oder rote Blutkörperchen)* - unterhält die Muskelsehnen (KANDARA) und die Blutgefäße (SIRA). **3.) MAMSA** *(Muskelgewebe)* - unterhält die quergestreifte (willkürliche) Muskulatur (SNAYU) und die Haut (TWACHA). **5.) MEDA** *(Fettgewebe)* - unterhält das subkutane Fettgewebe (VASA) und die Schweißbildung und Absonderung (SWEDA). **6.) ASTHI** *(Knochengewebe)* - unterhält die Zähne (DANTA), Nägel (NAKHA) und Haare (KESHA). **7.) MAJJA** *(Knochenmark, Nervengewebe)* - unterhält die Funktion der Tränenabsonderung (AKSHIVIT SNEHA). **8.) SHUKRA** *(Samen, 'Fortpflanzungsgewebe')* - unterhält die Funktion der Gechlechtsorgane.

Rasa wird in *Rakta* umgewandelt, welches sich weiter in *Mamsa, Meda* usw. hineinmanifestiert. Dieser Transformationsprozeß ist die Folge von drei grundlegenden Tätigkeiten; der 'Irrigation' (die Nährstoffe gelangen durch die Blutgefäße zu den sieben *Dhatus*); der 'Selektivität' (jedes *Dhatu* zieht die Nährstoffe heraus, die es benötigt, um seine physiologischen Funktionen durchzuführen); und der direkten Transformation (wenn die Nährstoffe die einzelnen *Dhatus* passieren, wird die Nahrung zur Bildung jedes nachfolgenden *Dhatus* hergestellt). Diese drei Prozesse — 'Irrigation', 'Selektivität', und 'Transformation' — laufen bei der Bildung der sieben *Dhatus* gleichzeitig ab. Die *Dhatus* werden ernährt und transformiert, um die normalen physiologischen Funktionen der verschiedenen Gewebe, Organe und Systeme des Körpers aufrechtzuerhalten.

Ist das Gleichgewicht von *Vata-Pitta-Kapha* gestört, sind die *Dhatus* direkt davon betroffen. Störungen der *Doshas (Vata, Pitta* oder *Kapha)* und Fehlfunktionen der *Dhatus* sind stets direkt an den Krankheitsprozessen beteiligt. Die Gesundheit der *Dhatus* kann dadurch erhalten werden, daß man durch die richtige Ernährungsweise, Bewegung und einem Verjüngungsprogramm Schritte unternimmt, um *Vata-Pitta-Kapha* im Gleichgewicht zu halten.

V. Kapitel
Die Eigenschaften

Der Ayurweda enthält eine subtile medizinische Wissenschaft von Eigenschaften oder Qualitäten. Diese Eigenschaften werden auch *Gunas* genannt. Der große ayurwedische Arzt Charak entdeckte, daß allen organischen und anorganischen Substanzen wie auch allen Gedanken und Tätigkeiten bestimmte Eigenschaften zuzuordnen sind. Diese Eigenschaften enthalten potentielle Energie, während die Tätigkeiten kinetische Energie ausdrücken. Nach dem Ayurweda gibt es zwanzig Grundeigenschaften. Die nachfolgende Tabelle zeigt diese zwanzig Eigenschaften und ihre Wirkungen.

Nach eingehender Beobachtung des Universums und des Menschen teilte Charak die zwanzig Eigenschaften in zehn Gegensatzpaare ein (z. B. heiß und kalt, langsam und schnell, stumpf und scharf, naß und trocken). Diese gegensätzlichen Kräfte arbeiten zusammen. Das Universum als Ganzes ist die Manifestation der zwei grundsätzlichsten Gegensätze, der männlichen und der weiblichen Energie. So ist es möglich, das Universum im Sinne der Wechselwirkung gegensätzlicher Kräfte, die sich als Grundeigenschaften manifestieren, zu verstehen.

Vata, Pitta und *Kapha* haben jeweils ihre eigenen Eigenschaften. Substanzen, die ihrerseits ähnliche Eigenschaften haben, werden aufgrund des Gesetzes, nach dem Ähnliches Ähnliches verstärkt, dazu neigen, den ihnen verwandten Körper-*Dosha* zu verstärken. Der Sommer hat zum Beispiel Eigenschaften, die denjenigen des *Pitta* ähnlich sind - heiß, trocken, leicht, beweglich und durchdringend. Natürlich wird *Pitta* im Körper im Sommer zu Störungen neigen. *Vata* ist leicht, subtil, trocken, beweglich, rauh und kalt. So wird *Vata* eher im Herbst, der auch diese Eigenschaften aufweist, in der Konstitution des Menschen zur Störung neigen. *Kapha* schließlich ist flüssig, schwer, kalt, zusammenziehend und wolkig-trüb; im Winter, wenn diese Eigenschaften in

Tabelle 3
Die Zwanzig Eigenschaften *(Gunas)* und ihre Wirkungen

1.) **Schwer** *(Guru)* - Vermehrt *Kapha;* vermindert *Vata* und *Pitta.* Vermehrt die Ernährung hinsichtlich der Masse, vermehrt die Schwere. Schafft Stumpfheit und Lethargie.

2.) **Leicht** *(Laghu)* - Vermehrt *Vata, Pitta* und *Agni;* vermindert *Kapha.* Unterstützt die Verdauung, vermindert Masse, reinigt. Schafft Frische, Wachheit und das Nicht-Geerdetsein.

3.) **Langsam** *(Manda)* - Vermehrt *Kapha;* vermindert *Vata* und *Pitta.* Schafft Trägheit, langsames Tun, Entspannung, Erschlaffung, Stumpfheit.

4.) **Scharf** *(Tikshna)* - Vermehrt *Vata* und *Pitta;* vermindert *Kapha.* Bewirkt Geschwüre, Perforation, hat eine unmittelbare Wirkung auf den Körper. Fördert Schärfe, rasches Verstehen.

5.) **Kalt** *(Shita)* - Vermehrt *Vata* und *Kapha;* vermindert *Pitta.* Schafft Kälte, Bewußtlosigkeit, Zusammenziehung, Angst und Unempfindlichkeit.

6.) **Heiß** *(Ushna)* - Vermehrt *Pitta* und *Agni;* vermindert *Vata* und *Kapha.* Fördert Hitze, Verdauung, Reinigung, Ausdehnung, Entzündung, Zorn und Haß.

7.) **Ölig** *(Snigdha)* - Vermehrt *Pitta* und *Kapha;* vermindert *Vata* und *Agni.* Bewirkt Glätte, Feuchtigkeit, 'Schmierung', Vitalität. Fördert Mitgefühl und Liebe.

8.) **Trocken** *(Ruksha)* - Vermehrt *Vata* und *Agni;* vermindert *Pitta* und *Kapha.* Bewirkt vermehrte Trockenheit, Absorbtion, Verstopfung, Nervosität.

9.) **Schleimig** *(Slakshna)* - Vermehrt *Pitta* und *Kapha;* vermindert *Vata* und *Agni.* Vermindert Rauhigkeit. Vermehrt Glätte, Liebe, Fürsorge.

10.) **Rauh** *(Khara)* - Vermehrt *Vata* und *Agni;* vermindert *Pitta* und *Kapha.* Verursacht Risse in der Haut, Brechen Knochen, bewirkt Sorglosigkeit, rigides Verhalten

11.) **Dicht** *(Sandra)* - Vermehrt *Kapha;* vermindert *Vata, Pitta* und *Agni.* Fördert Festigkeit, Dichte und Kraft.

12.) **Flüssig** *(Drava)* - Vermehrt *Pitta* und *Kapha;* vermindert *Vata* und *Agni.* Löst auf, verflüssigt. Fördert Speichelfluß, Mitgefühl,

13.) **Weich** *(Mrudu)* - Vermehrt *Pitta* und *Kapha;* vermindert *Vata* und *Agni.* Bewirkt Weichheit, Zartheit, Entspannung, Zärtlichkeit, Liebe, Fürsorge.

14.) **Hart** *(Kathina)* - Vermehrt *Vata* und *Kapha;* vermindert *Pitta* und *Agni.* Vermehrt Härte, Stärke, Rigidität, Egoismus, Gefühllosigkeit, Unempfindlichkeit.

15.) **Statisch** *(Sthira)* - Vermehrt *Kapha;* vermindert *Vata, Pitta* und *Agni.* Fördert Stabilität, Halt, Hemmung, Verstopfung, Glauben.

16.) **Beweglich** *(Chala)* - Vermehrt *Vata, Pitta* und *Agni;* vermindert *Kapha.* Fördert Bewegung, Zittern und Unsicherheit, Unruhe und Mangel an Glauben.

17.) **Subtil** *(Sukshma)* - Vermehrt *Vata, Pitta* und *Agni;* vermindert *Kapha.* Durchdringend; dringt in die feinsten Kapillaren ein. Vermehrt Emotionen, Empfindungen.

18.) **Grob** *(Sthula)* - Vermehrt Kapha; vermindert *Vata, Pitta* und *Agni.* Verursacht Hemmungen, Verstopfungen, Fettleibigkeit.

19.) **Wolkig** *(Avila)* - Vermehrt *Kapha;* vermindert Vata, Pitta und *Agni.* Heilt Frakturen. Verursacht Unklarheit, mangelhafte Wahrnehmung.

20.) **Klar** *(Vishada)* - Vermehrt *Vata, Pitta* und *Agni;* vermindert *Kapha.* Beruhigt; schafft Isolation, Ablenkung, Zerstreuung.

Tabelle 4
Die Eigenschaften der Tri-Doshas

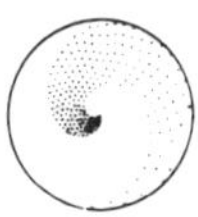

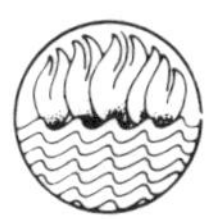

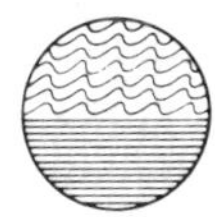

VATA	PITTA	KAPHA
trocken	ölig	schwer
leicht	durchdringend	langsam
kalt	heiß	kalt
rauh	leicht	ölig
subtil	beweglich	schleimig
beweglich	flüssig	dicht
klar	saurer Geruch	weich
verteilend		statisch

Die Elemente der Tri-Doshas

VATA	PITTA	KAPHA
Luft & Äther	Feuer & Wasser	Erde & Wasser

der Umwelt vorherrschen, wird das Kapha im Inneren eher zu Störungen neigen.

Nimmt jemand ständig Substanzen mit Eigenschaften zu sich, die denjenigen des Körpers entgegengesetzt sind, werden jene gegensätzlichen Eigenschaften vorherrschen und möglicherweise eine Störung verursachen. Ein *Vata*-Mensch hat zum Beispiel von seiner Anlage her ein Übermaß an leichten Eigenschaften. Wenn dieser Mensch jedoch ständig schwere, *Kapha*-verursachende Speisen, die die leichten Eigenschaften des Körpers hemmen, zu sich nimmt, werden die Körpereigenschaften dieses Menschen sich über einen Zeitraum hinweg von *Vata* (leicht) zu *Kapha* (schwer) verändern. Auf diese Art und Weise können die Eigenschaften des Körpers verändert werden, trotz der natürlichen Tendenzen, die der Konstitution innewohnen.

Um die ayurwedische Vorstellung der Eigenschaften richtig würdigen und verstehen zu können, sollte man lange und gründlich darüber meditieren. Die Untersuchung der Eigenschaften ist eine sehr subtile Erfahrung und erfordert stetige Bewußtheit. Wie reagieren die Sinne zum Beispiel, wenn man scharfen Paprika ißt? Aufgrund der scharfen und durchdringenden Wirkung dieses Nahrungsmittels erlebt man sofort Empfindungen wie Hitze, Schweiß und ein Gefühl des Brennens im Mund. Auch am darauffolgenden Tag kann es sein, daß Harn und Stuhl ein Gefühl des Brennens verursachen.

Die Begriffe und Vorstellungen, die im Ayurweda die Pharmakologie, die Therapie und die Bereitung der Nahrung bestimmen, beruhen auf der Wirkung und Gegenwirkung der zwanzig Eigenschaften. Durch das Verständnis dieser Eigenschaften kann das Gleichgewicht der *Tridoshas* aufrechterhalten werden.

VI. Kapitel
Die Diagnose

Im Westen bezieht sich der Begriff der Diagnose im allgemeinen auf das Identifizieren der Krankheit, nachdem sie bereits in Erscheinung getreten ist. Im Ayurweda versteht man jedoch unter dem Begriff der Diagnose eine ständige, aktuelle Überwachung der Wechselwirkungen zwischen Ordnung (Gesundheit) und Unordnung (Krankheit) im Körper. Der Krankheitsprozeß ist eine Reaktion zwischen den Körpersäften und den 'Geweben'. Die Krankheitssymptome hängen immer mit einer Störung des Gleichgewichtes der Tridosha zusammen. Erst wenn man die Natur der Gleichgewichtsstörung versteht, kann das Gleichgewicht durch die Behandlung wiederhergestellt werden.

Der Ayurweda lehrt sehr genaue Methoden, um die Krankheitsprozesse zu verstehen, noch ehe irgendwelche offenkundigen Krankheitszeichen in Erscheinung getreten sind. Indem man die ersten Anzeichen des gestörten Gleichgewichtes und der Krankheitsreaktion im Körper wahrnimmt, kann man die Natur künftiger Körperreaktionen bestimmen. Die tägliche Beobachtung des Pulses, der Zunge, des Gesichtes, von Augen, Nägeln und Lippen liefert subtile Hinweise. Der Schüler des Ayurweda kann dadurch erfahren, welche pathologischen Prozesse im Körper vor sich gehen, welche Organe beeinträchtigt sind und an welchen Stellen sich *Dosha* und Toxine angesammelt haben. Indem man die Zeichen des Körpers einer regelmäßigen Kontrolle unterzieht, können pathologische Symptome frühzeitig entdeckt und entsprechende vorbeugende Maßnahmen ergriffen werden. Ayurweda lehrt, daß der Mensch ein lebendiges Buch ist, zu dessen Verständnis und körperlichem Wohlbefinden tägliches Lesen erforderlich ist.

Die Untersuchung des radialen Pulses

Wie die Darstellung zeigt, wird der radiale Puls mit den ersten drei Fingern getastet, dem Zeige-, Mittel- und Ringfinger. Um eine vollständige Untersuchung des Pulses vorzunehmen, setzt sich der Behandelnde dem Patienten gegenüber und tastet den Puls an beiden Handgelenken. Die Pulszeichen weichen rechts und links voneinander ab, weswegen man sie am besten auf beiden Seiten tastet. Nach einer Massage, nach dem Essen, Baden oder nach Geschlechtsverkehr ist es nicht sinnvoll, den Puls zu tasten. Der Puls wird ebenfalls durch das Sitzen in der Nähe einer Wärmequelle oder durch körperliche Anstrengung beeinflußt. An anderen Stellen des Körpers kann der Puls ebenfalls ertastet werden. (Siehe Darstellung der Pulsstellen.)

Beim Tasten des eigenen Pulses bleiben Arm und Handgelenk leicht angewinkelt. Ein wenig unterhalb des Speichenkopfes legt man drei Finger leicht auf und fühlt das Klopfen des Pulses. Der Druck der Finger wird dann leicht verringert, um die verschiedenen Bewegungen des Pulses wahrzunehmen.

Die Stellung des Zeigefingers zeigt die Pulsstelle des *Vata-Dosha* an. Wenn *Vata* in der Konstitution vorherrscht, wird der Zeigefinger hier einen starken Puls wahrnehmen. Er wird unregelmäßig und dünn sein und sich wellenartig anfühlen, wie die Bewegungen einer Schlange. Diese Art von Puls wird daher als »Schlangenpuls« bezeichnet und zeigt eine Störung des *Vata* im Körper an.

Die Stellung des Mittelfingers ist die Pulsstelle des *Pitta-Dosha.* Herrscht *Pitta* in der Konstitution vor, wird der Puls unter dem Mittelfinger stärker zu fühlen sein. Dieser Puls fühlt sich lebhaft und aufgeregt an und bewegt sich wie das Hüpfen eines Frosches. Daher wird er als »Froschpuls« bezeichnet. Dieser Puls zeigt eine Störung des *Pitta* an.

Wenn *Kapha* vorherrscht, wird das Klopfen des Pulses unter dem Ringfinger am stärksten zu fühlen sein. Dieser Puls fühlt sich kräftig an und seine Bewegungen sind den Auf- und Abwärtsbewegungen eines Schwanes auf dem Wasser ähnlich, weswegen er als »Schwanenpuls« bezeichnet wird.

Durch die Untersuchung der oberflächlichen und tieferen Pulse

Darstellung 2
(Nadi) Pulsdiagnose

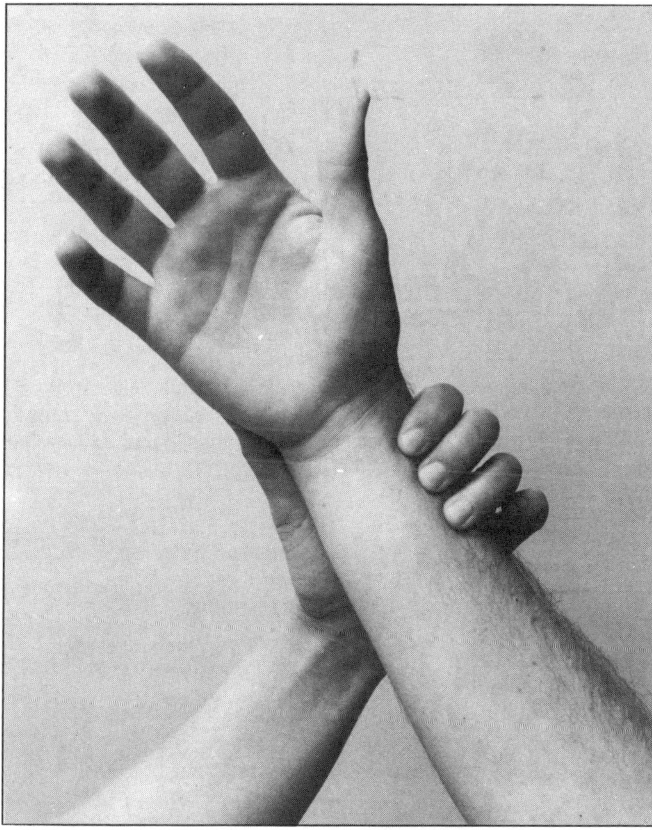

Die Untersuchung des Pulses

Der Arm ist leicht angewinkelt und das Handgelenk ein wenig nach innen gekrümmt. Um den Puls zu fühlen, werden die drei Finger oberflächlich aufgelegt. Um die verschiedenen Arten der Pulsbewegung zu fühlen, wird der Druck ein wenig gelockert.

Darstellung 2a
Die Bestimmung des Pulses

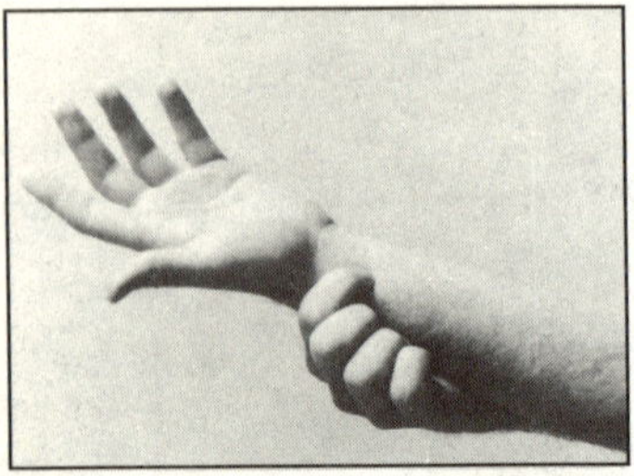

schnell, eng, schwach, kühl, unregelmäßig.

Die Pulsfrequenz beträgt 80-100 Schläge in der Minute.

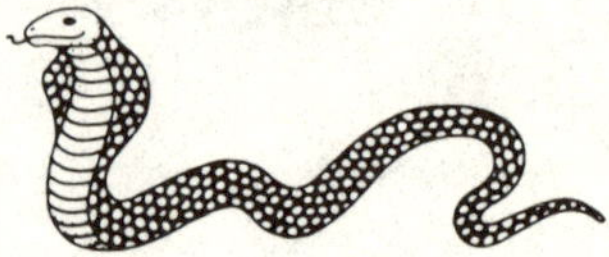

1.) Die Stellung des Zeigefingers zeigt die *Vata*-Pulsstelle an. Wenn dieser Puls vorherrscht, empfindet der Zeigefinger das stärkste Pulsieren. Desweiteren fühlt sich dieser Puls schnell und schlängelnd wie die Bewegungen einer Schlange an.

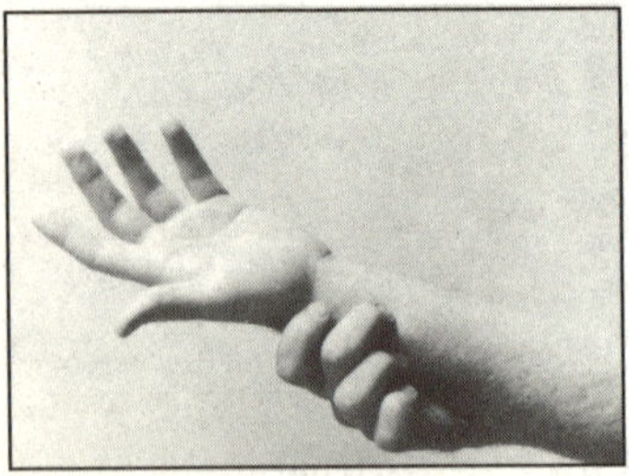

hüpfend, aufgeregt, vorspringend, heiß, mäßig, regelmäßig.

Die Pulsfrequenz beträgt 70 - 80 Schläge in der Minute.

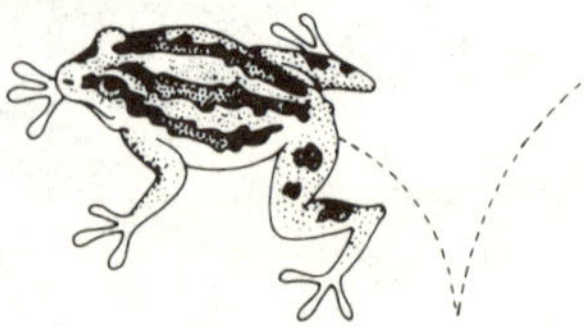

2.) Die Stellung der Mittelfingers zeigt die *Pitta*-Pulsstelle an. Wenn dieser Puls vorherrscht, empfindet der Mittelfinger das stärkste Pulsieren. Der Puls fühlt sich aktiv an und hüpfend wie die Bewegungen eines Frosches.

langsam, stark, stetig, weich, breit, regelmäßig, warm.

Die Pulsfrequenz beträgt 60 - 70 Schläge in der Minute.

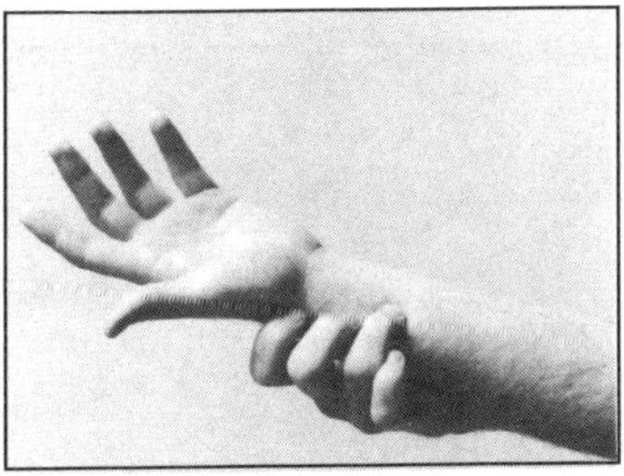

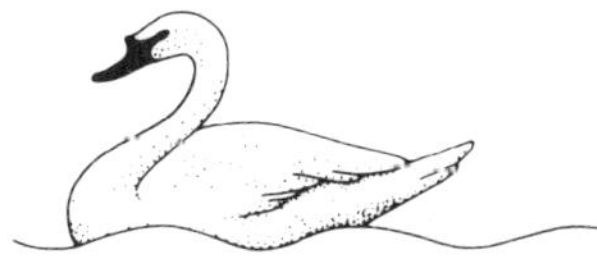

3.) Die Stellung des Ringfingers zeigt die *Kapha*-Pulsstelle an. Wenn dieser Puls vorherrscht, empfindet der Ringfinger das stärkste Pulsieren. Der Puls ist langsam und fühlt sich an wie die Auf- und Abbewegungen eines Schwanes auf dem Wasser.

kann nicht nur die Konstitution, sondern auch der jeweilige Zustand der Organe festgestellt werden. Die Pulsschläge entsprechen nicht nur den Herzschlägen, sondern geben auch über die wichtigsten Meridiane Aufschluß, die die Energieströme des Prana im Körper miteinander verbinden. Diese Ströme kreisen durch das Blut und passieren solche lebenswichtigen Organe wie Leber, Nieren, Herz und Gehirn. Durch das Tasten der oberflächlich- und tiefliegenden Pulse kann der sensible Diagnostiker den Zustand dieser unterschiedlichen Organe feststellen. Jeder Finger ruht auf dem Meridian desjenigen Elementes, das mit dem *Dosha* jener Stelle zusammenhängt. (Siehe Darstellung der Hand) Der Zeigefinger zum Beispiel, der auf der Pulsstelle des *Vata-Dosha* ruht, ermittelt das Element Luft im Körper; der Mittelfinger, der auf der *Pitta*-Pulsstelle aufliegt, nimmt das Element Feuer wahr, und der Ringfinger, der den *Kapha*-Puls tastet, das Element Wasser.

Dort wo der Zeigefinger auf dem Handgelenk des Patienten aufliegt, befindet sich die Stelle, an der die Tätigkeit des Dickdarmes durch oberflächlichen Druck zu tasten ist; durch festeres, tieferes Tasten ist die Tätigkeit der Lunge festzustellen. Ist ein sehr

Darstellung 3
Pulsstellen

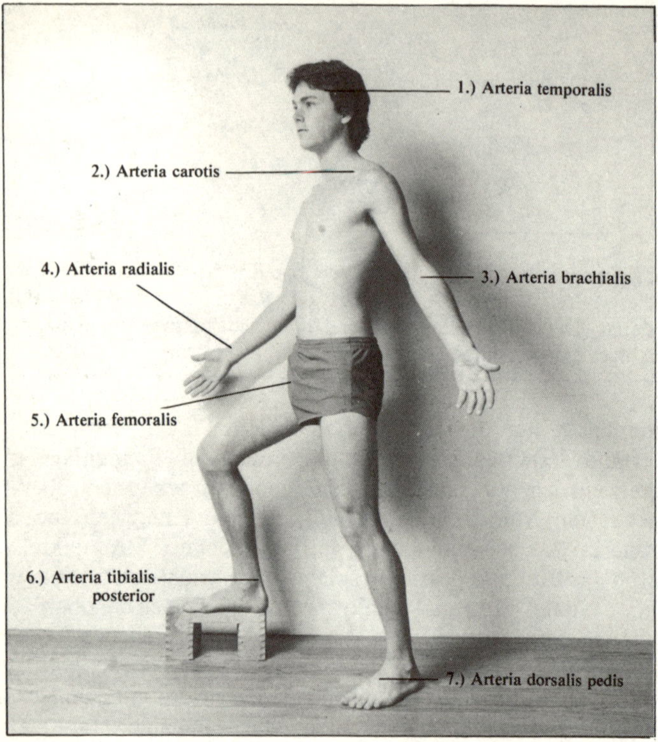

Der Puls kann untersucht werden: 1.) An der Arteria temporalis, oberhalb der Schläfe an der Seite des Kopfes. 2.) An der Arteria carotis, der Halsschlagader, oberhalb des Schlüsselbeines seitlich am Hals. 3.) An der Arteria brachialis, in der Armbeuge. 4.) An der Arteria radialis, am Handgelenk innen. 5.) An der Arteria femoralis, an der Innenseite des Oberschenkels, dort, wo sich der Übergang zum Becken vollzieht. 6.) An der Arteria tibialis posterior, an der Rückseite des Knöchels. 7.) An der Arteria dorsalis pedis, am Fußrücken.

Darstellung 4
Der Puls und die Organe

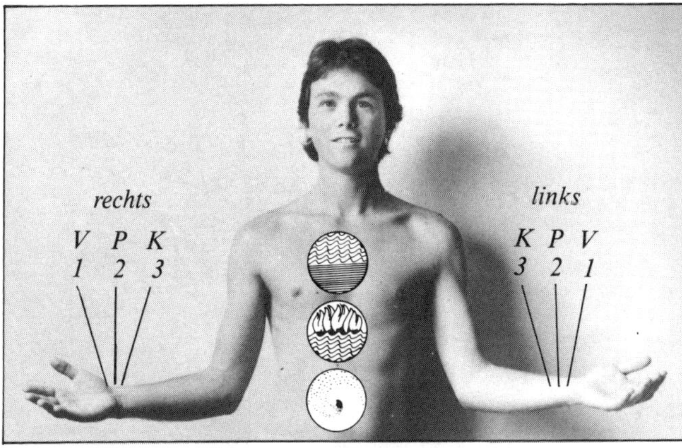

Oberflächlicher Druck: 1.) Dickdarm. 2.) Gallenblase. 3.) Perikard. **Tiefer Druck:** 1.) Lunge. 2.) Leber 3.) *Vata-Pitta-Kapha.*

Oberflächlicher Druck: 1.) Dünndarm. 2.) Magen. 3.) Blase. **Tiefer Druck:** 1.) Herz. 2.) Milz. 3.) Niere.

Der Puls sollte nicht untersucht werden: 1.) Nach einer Massage. 2.) Nach dem Essen oder nach Alkoholgenuß. 3.) Nach dem Sonnenbaden. 4.) Nachdem man in der Nähe einer Wärmequelle gesessen hat. 5.) Nach schweren körperlichen Anstrengungen. 6.) Nach dem Geschlechtsverkehr. 7.) Wenn man Hunger verspürt. 8.) Während eines Bades.

Pulsfrequenz nach Lebensalter: 1.) Ungeborenes in der Gebärmutter - 160. 2.) Säugling nach der Geburt - 140. 3.) Zwischen der Geburt und dem ersten Lebensjahr - 130. 4.) Zwischen dem ersten und zweiten Lebensjahr - 100. 5.) Zwischen dem dritten und dem siebten Lebensjahr - 95. 6.) Vom achten bis zum vierzehnten Lebensjahr - 80. 7.) Der Durchschnitt beim Erwachsenen - 72. 8.) Im Alter - 65. 9.) Bei Erkrankung - 120. 10.) Zur 'Zeit des Todes' - 160.

Darstellung 5
Die Meridiane und die Fünf Elemente

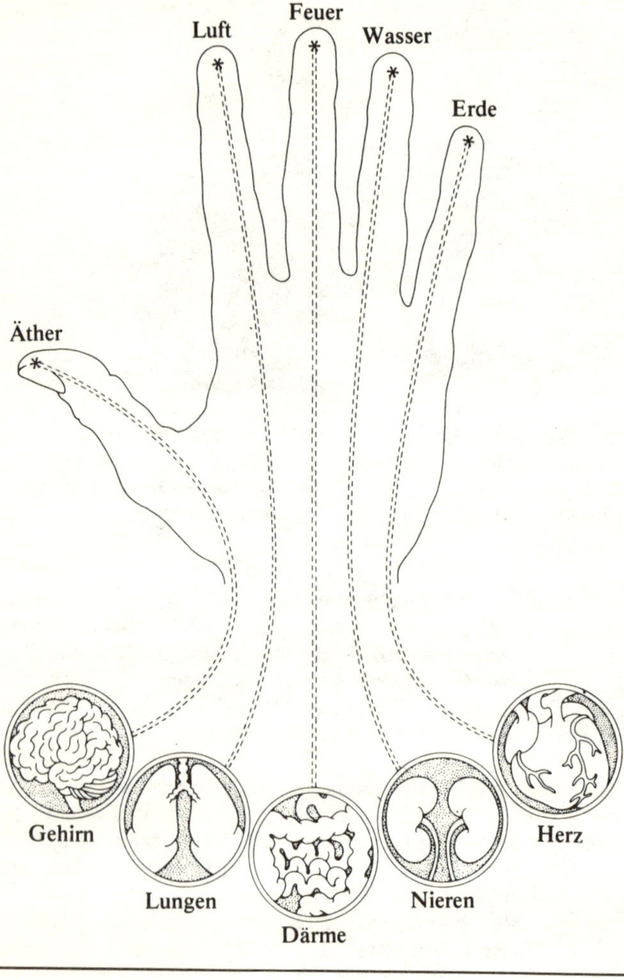

ausgeprägtes Klopfen durch oberflächliches Tasten auf der rechten Seite zu fühlen, dann ist *Vata* im Dickdarm gestört; ist der tiefe Puls stark und klopfend, ist eine Kongestion der Lunge gegeben. Der auf dem rechten Handgelenk ruhende Mittelfinger tastet den Zustand der Gallenblase mit oberflächlichem Druck und mit dem tieferen Druck denjenigen der Leber. Der Ringfinger tastet mit oberflächlichem Druck das Perikard (den Herzbeutel, die äußere Umhüllung), und durch tieferen Druck läßt sich die harmonische Beziehung von *Vata-Pitta-Kapha* feststellen.

Durch oberflächlichen Druck überprüft der Zeigefinger am linken Handgelenk des Patienten dic Tätigkeit des Dünndarms, während diejenige des Herzens sich durch festen Druck überprüfen läßt. Oberflächliches Tasten des Mittelfingers gibt über die Magentätigkeit Aufschluß, und tieferer Druck zeigt den Zustand der Milz an. Der Ringfinger tastet an der Oberfläche den Zustand der Blase und in der Tiefe die Funktion der Nieren. Um diese Untersuchungsmethode zu erlernen, ist Aufmerksamkeit und tägliches Üben erforderlich.

Man kann die Schwankungen des eigenen Pulses zu den unterschiedlichen Tageszeiten spüren. Veränderungen des Pulses kann man auch nach dem Wasserlassen, wenn man Hunger verspürt oder Zorn empfindet, feststellen. Indem man solche Veränderungen beobachtet, ist beim Erlernen der Pulsdiagnose der erste Schritt gemacht.

Zungendiagnose

Die Zunge ist das Organ der Geschmacksempfindung und der Sprache. Die Geschmackswahrnehmung ist nur mit einer feuchten Zunge möglich, mit einer trockenen Zunge sind wir dazu nicht imstande. Die Zunge ist auch das Organ der Sprache, durch die wir Worte, Gedanken, Begriffe und Vorstellungen, Ideen und Gefühle vermitteln. Die Untersuchung dieses wichtigen Organes offenbart die Gesamtheit der Vorgänge im Körper.

Schauen Sie Ihre Zunge im Spiegel an. Beobachten Sie ihre Größe, Form, Umriß, Oberfläche, ihre Ränder und Farbe. Eine blasse Farbe weist auf einen anämischen Zustand oder einen

Darstellung 6
Zungendiagnose *(Jihva)*

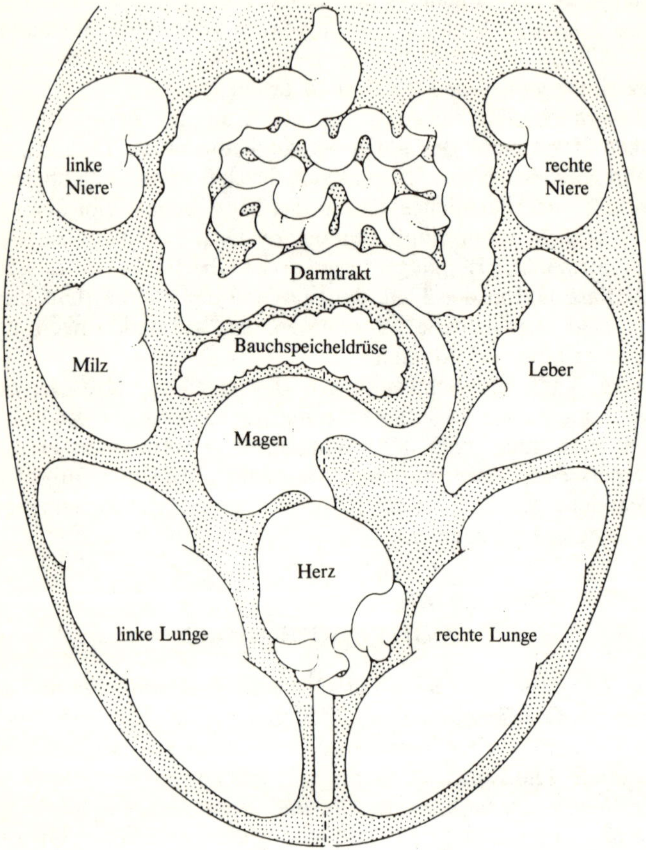

Anmerkung: Diese Darstellung ist zur Untersuchung der eigenen Zunge im Spiegel gedacht und ist daher spiegelbildlich gezeichnet.

Zeichen und Zustände: Eine Verfärbung und/oder eine Empfindlichkeit eines besonderen Zungenareals zeigen eine Störung des jeweiligen, dem Zungenabschnitt zugeordneten Organes an (siehe Darstellung). Eine weißliche Zunge weist auf eine *Kapha*-Störung hin; eine rote oder gelb-grüne Zunge zeigt eine *Pitta*-Störung an; und schließlich ist eine schwarze bis braune Verfärbung ein Hinweis auf eine *Vata*-Störung. Eine ausgetrocknete Zunge ist ein Symptom, das für eine Abnahme des *Dhatu Rasa* (Plasma) spricht, während eine blasse Zunge eine Verminderung des *Dhatu Rakta* (rote Blutzellen) anzeigt.

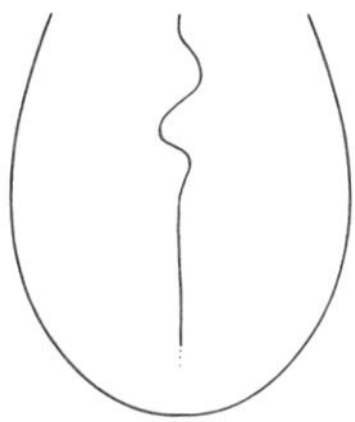

Rückenschmerzen im unteren Abschnitt der Wirbelsäule
(krumme Mittellinie)

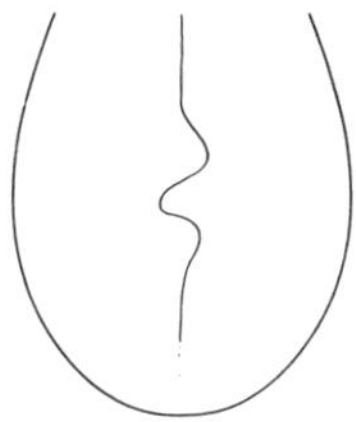

Rückenschmerzen im mittleren Bereich der Wirbelsäule
(krumme Mittellinie)

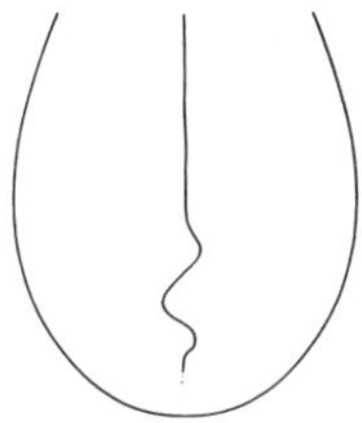

Schmerzen im Bereich der Halswirbelsäule
(krumme Mittellinie)

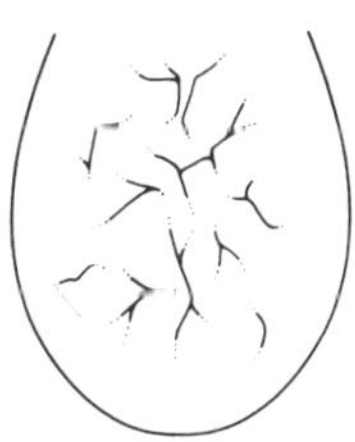

Chronische Vata Störung im Dickdarm
(Risse)

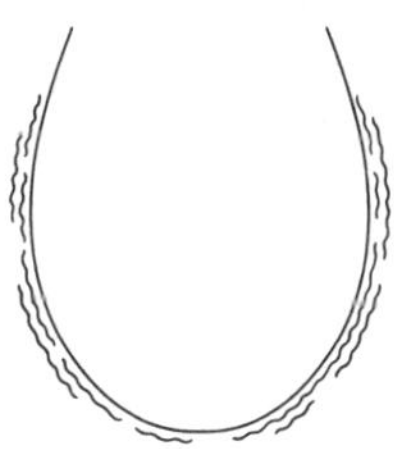

Tiefsitzende, Angst oder Sorgen
(Zittern)

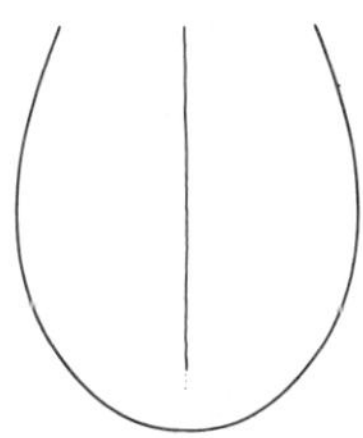

Gefühle die sich im Wirbelsäulenbereich festgesetzt haben
(Mittellinie)

Anmerkung: Diese Darstellung ist zur Untersuchung der eigenen Zunge im Spiegel gedacht und ist daher spiegelbildlich gezeichnet.

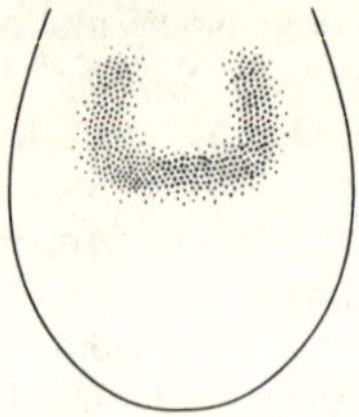

Überempfindlicher Darmtrakt

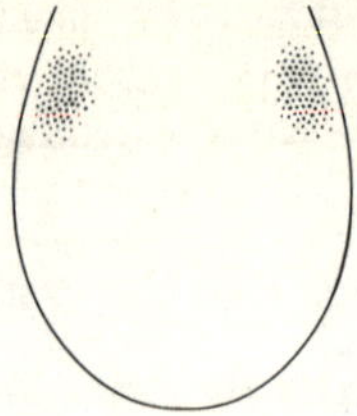

Nierenstörungen

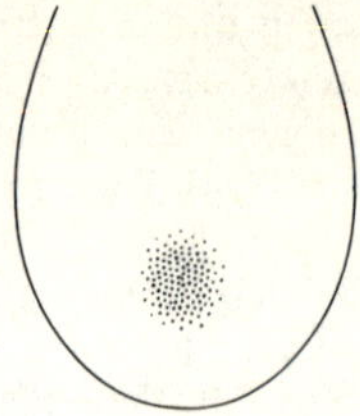

Schwaches Herz

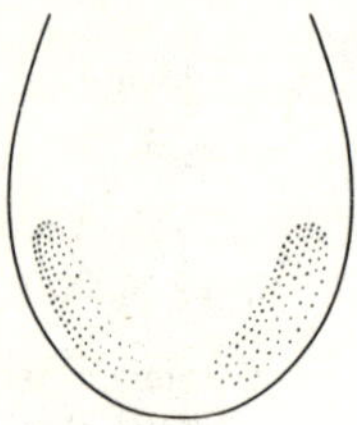

Schwache Lungen
(Vertiefungen)

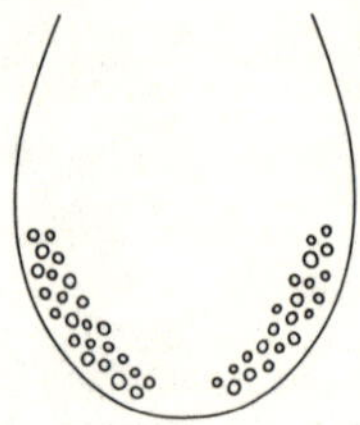

Bronchitis
(Schaum)

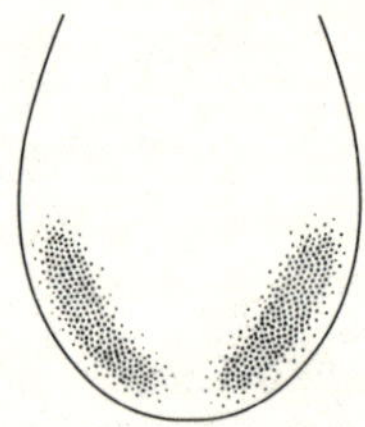

Pneumonie
(braune Verfärbung)

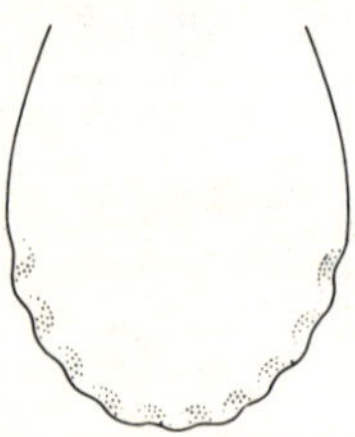

Mangelnde Absorption der Nährstoffe
(Zahneindrücke)

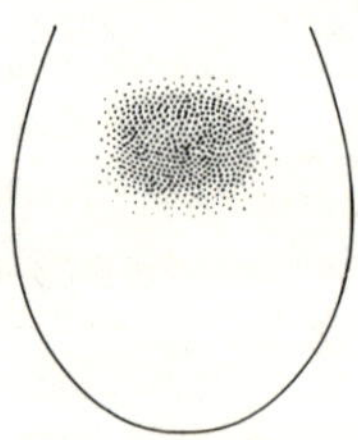

Toxine im Dickdarm
(weiß)

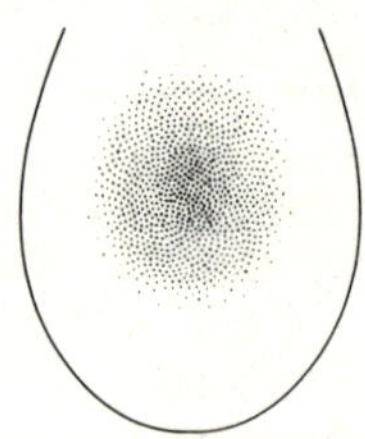

Toxine im Magen-Darmtrakt
(weiß, rotes Umfeld)

Anmerkung: Diese Darstellung ist zur Untersuchung der eigenen Zunge im Spiegel gedacht und ist daher spiegelbildlich gezeichnet.

Mangel an Blut im Körper hin. Eine gelbliche Farbe deutet auf überschüssige Gallenflüssigkeit in der Gallenblase oder auf eine Leberstörung hin. Eine blaue Farbe (wenn man nicht gerade Blaubeeren gegessen hat) spricht für eine Erkrankung des Herzens.

Wie die Darstellung zeigt, werden die verschiedenen Bereiche der Zunge den verschiedenen Organen zugeordnet. Wenn bestimmte Zungenareale Verfärbungen, Vertiefungen oder Erhöhungen aufweisen, sind Störungen der jeweiligen Organe gegeben. Sind zum Beispiel Zahneindrücke am Zungenrand zu sehen, ist dies ein Anzeichen für mangelhafte Absorbtionsprozesse im Darm.

Ein Zungenbelag weist auf Toxine im Magen, Dickdarm oder Dünndarm hin. Ist nur der hintere Teil der Zunge betroffen, sind die Toxine im Dickdarm; ein Belag im mittleren Abschnitt der Zunge weist auf Toxine im Magen und Dünndarm hin.

Eine Furche in der Zungenmitte ist ein Anzeichen dafür, daß im Bereich der Wirbelsäule Gefühle zurückgehalten werden. Wenn diese Linie Kurven aufweist, ist dies ein Hinweis auf eine mögliche pathologische Abweichung in der Krümmung der Wirbelsäule.

Antlitzdiagnose

Das Gesicht ist der Spiegel des Geistes. Die Linien und Furchen des Gesichtes geben über vieles Aufschluß. Wenn Störungen und Krankheiten gegeben sind, werden die Anzeichen dafür im Gesicht zu sehen sein. Längsfalten der Stirn deuten auf tiefsitzende Sorgen und Ängste hin. Eine stehende Linie zwischen den Augenbrauen auf der rechten Seite zeigt, daß Gefühle in der Leber unterdrückt werden. Eine stehende Linie zwischen den Augenbrauen auf der linken Seite zeigt, daß die Milz der Sitz von aufgestauten Gefühlen ist.

Eine deutliche Schwellung der unteren Augenlider ist ein Anzeichen dafür, daß eine Nierenstörung gegeben ist. Eine schmetterlingsförmige Verfärbung auf der Nase oder den Wangen knapp unterhalb der Nierenregion (siehe Darstellung 7) bedeutet, daß der Körper entweder Eisen oder Folsäure nicht aufnimmt und daß die Verdauung aufgrund mangelhaften *Agnis* nicht richtig arbeitet.

Darstellung 7
Antlitzdiagnose

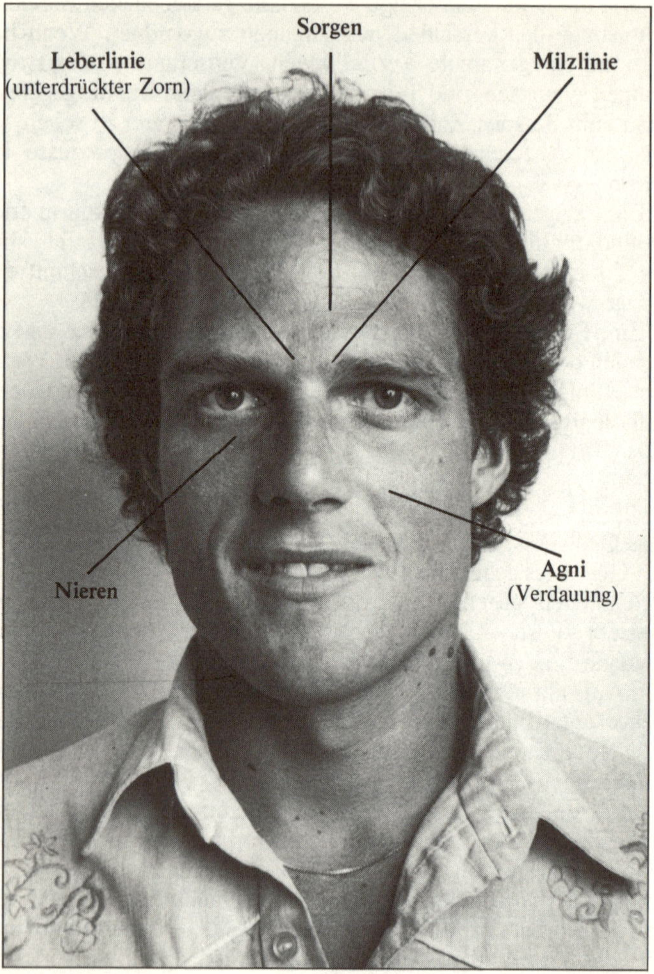

Im allgemeinen kann ein Mensch mit einer *Vata*-Konstitution nicht zunehmen. Die Wangen werden daher hohl und eingefallen sein. Ein Mensch, der einen verlangsamten Stoffwechsel hat (*Kapha*-Konstitution) hält Wasser und Fett zurück und hat daher runde, volle Wangen.

Die Form der Nase kann auch einen Hinweis auf die Konstitution geben. Eine spitze Nase kann *Pitta* anzeigen; eine stumpfe Nase *Kapha*; und eine krumme Nase *Vata*.

Lippendiagnose

Wie andere charakteristische Teile des Körpers (zum Beispiel Zunge, Nägel, Gesicht, Augen) sind auch die Lippen ein Spiegel des Gesundheits- oder Krankheitszustandes der verschiedenen Organe des Körpers.

Man beachte die Größe, Form, Oberfläche, Farbe und Kontur der Lippen. Trockene und rauhe Lippen weisen auf Austrocknungsprozesse oder eine *Vata*-Störung hin. Nervosität und Angst führen auch zu Trockenheit und Zittern der Lippen. Ist eine Anämie gegeben, werden die Lippen blaß. Eine schwärzlichbräunliche Verfärbung der Lippen findet man als Folge chronischen Rauchens. Wiederholtes Auftreten von entzündlichen Arealen an den Lippenrändern deuten auf das Vorhandensein eines Herpes und einer chronischen *Pitta*-Störung hin. Zahlreiche blaßbraune Flecken auf den Lippen sind ein Anzeichen für eine schwache Verdauung oder Würmer im Dickdarm. Eine Gelbfärbung der Lippen ist bei Gelbsucht zu beobachten. Bei Herzstörungen sind blaue Lippen infolge von Sauerstoffmangel zu sehen. Verfärbungen der verschiedenen Lippenareale deuten auf eine Störung des jeweilig zugeordneten Organs hin (siehe Darstellung 8).

Darstellung 8
Lippendiagnose (Ostha)

Zeichen und Zustände: *Vata*-Lippen sind dünn und trocken. *Pitta*-Lippen sind rot, und *Kapha*-Lippen sind wulstig und ölig. Trockene oder rissige Lippen zeigen Austrocknung und eine *Vata*-Störung an. Blasse Lippen sind ein Hinweis auf eine Anämie. Braune Flecken sind ein Anzeichen für chronische Verdauungsstörungen und können das Vorhandensein von Würmern im Darm anzeigen. Herpesbläschen oder Geschwüre an den Lippen weisen auf eine *Pitta*-Störung hin. Zittern der Lippen sind ein Anzeichen von Angst oder Besorgtheit.

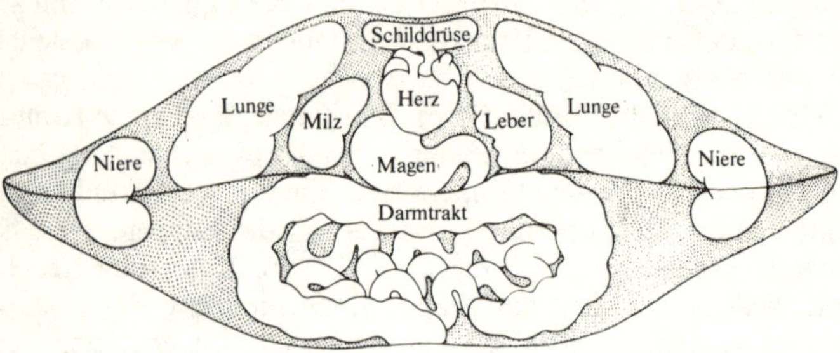

Anmerkung: Diese Darstellung ist zur Untersuchung der eigenen Lippen gedacht und daher spiegelbildlich

Nageldiagnose

Nach ayurwedischer Ansicht sind die Nägel ein 'Abfallprodukt' der Knochen. Schauen Sie sich die Größe, Form, Oberfläche und Kontur Ihrer Nägel an. Beobachten Sie auch, ob die Nägel biegsam, weich und zart sind, oder ob sie spröde sind und leicht brechen.

Darstellung 9
Nageldiagnose

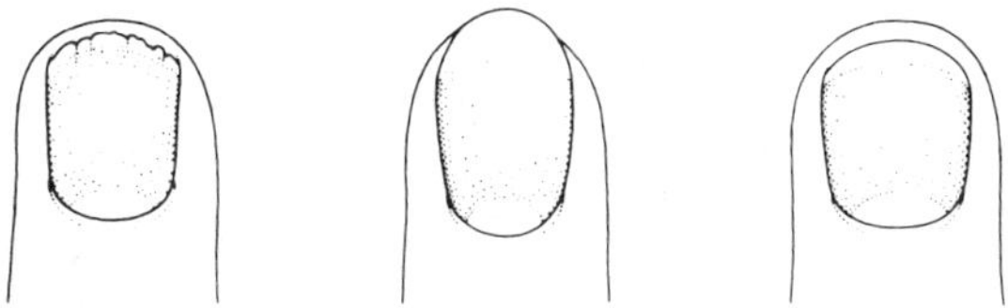

VATA
brüchig

PITTA
weich, rosa und zart

KAPHA
dick, kräftig, ölig

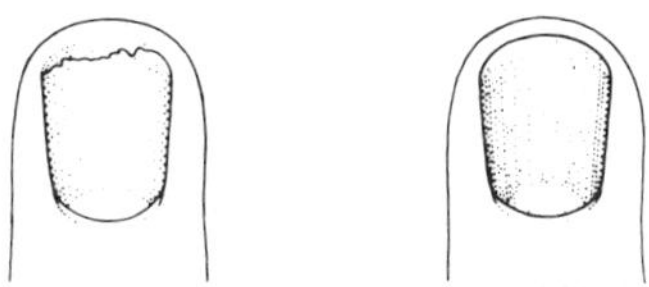

Nervosität
Vata-Störung
(abgebissener Nagel)

Malabsorption
Vata-Störung
(Bildung von Längsrillen)

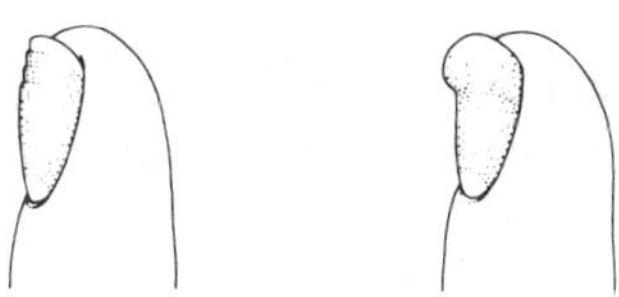

Schlechter Ernährungszustand
Störung des *Agni*
(Stufenbildung in der Nageloberfläche)

Chronische Infektion der Lunge
Kapha-Störung
(Verdickung am Ende des Nagels)

Zeichen und Zustände: Die Färbung des Nagels kann eine besondere Störung anzeigen. Ein blasser Nagel ist ein Hinweis auf eine Anämie. Ein gelber Nagel ist ein Anzeichen für eine schwache Leber, während ein blauer Nagel auf schwache Lungen und ein schwaches Herz hinweist. Wenn der

Nagelmond (der Halbmond an der Nagelbasis) eine blaue Verfärbung aufweist, so ist dies ein Anzeichen für eine Leberstörung. Ein rötlicher Mond zeigt eine Schwäche an.

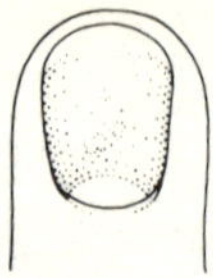

Kalzium- oder Zinkmangelzustand
(weiße Flecken)

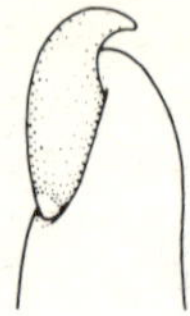

Chronischer Husten
Kapha-Störung
(»Papageienschnabel«)

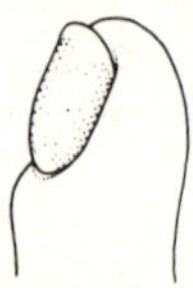

Schwäche des Herzens und der Lunge
Wenig *Prana*
(Trommelschlegel)

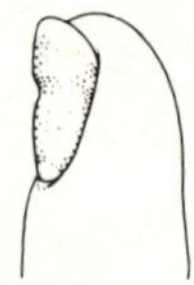

Chronisches Fieber oder chronische Krankheit
(ausgeprägte Querrille)

Trockene, krumme und rauhe Nägel, die leicht brechen, weisen darauf hin, daß *Vata* im Körper vorherrscht. Weiche, zarte, rosafarbene Nägel, die sich leicht biegen lassen und ein wenig schimmern, deuten auf ein Vorherrschen von *Pitta*. Sind die Nägel dick, kräftig, weich und stark glänzend mit einer gleichmäßigen Kontur, dann herrscht *Kapha* vor.

Längsrillen der Nägel zeigen eine Malabsorbtion des Verdauungssystems an. Querrillen sind ein Anzeichen für mangelhafte Nutrition oder eine lange bestehende Krankheit. Manchmal werden die Nägel vorstehend, konvex und knollenförmig, wie das Ende eines Trommelstockes. Dieser Zustand wird als Trommelschlägelfinger bezeichnet und zeigt eine Lungen- und Herzschwäche an. Löffelförmige Nägel, die so konkav sind, daß sie einen Wassertropfen aufnehmen könnten, treten bei Eisenmangelzuständen auf. Weiße Flecken im Nagel sind ein Anzeichen für einen Zink- oder Kalkmangelzustand.

Blasse Nägel findet man bei Anämie, übermäßige Röte hingegen bei einem Überschuß an roten Blutkörperchen. Gelbe Nägel zeigen eine schwache Leber oder Gelbsucht an. Blaue Nägel findet man bei Herzschwäche.

Die einzelnen Finger werden bestimmten Organen zugeordnet. Der Daumennagel entspricht dem Gehirn und dem Schädel, der Zeigefinger der Lunge. Der Mittelfinger hat einen Bezug zum Dünndarm und der Ringfinger zur Niere. Der kleine Finger ist dem Herzen zugeordnet. Ein weißer Fleck auf dem Ringfingernagel zeigt Kalkablagerungen in der Niere an. Befindet sich ein weißer Fleck auf dem Mittelfingernagel, gibt es Kalk im Darm, der nicht aufgenommen wird. Ein weißer Fleck auf dem Zeigefinger zeigt Kalkablagerungen in der Lunge an.

Augendiagnose

Kleine Augen mit einem häufigen Lidschlag zeigen ein Vorherrschen von *Vata* im Körper an. Ein übermäßig häufiger Lidschlag zeigt tiefsitzende Nervosität, Besorgtheit und Furcht an. Hängende Oberlider sind ein Anzeichen für Unsicherheitsgefühle, Furcht oder Mangel an Selbstvertrauen und gestörtes *Vata*. Große, schöne und anziehende Augen findet man bei *Kapha*-Konstitutionen.

Pitta-Augen sind glänzend und lichtempfindlich, das Weiß des Auges ist gerötet, und es besteht eine Neigung zu Kurzsichtigkeit. Nach ayurwedischer Ansicht erhalten die Augen ihre Kraft direkt vom grundlegenden, vom Ur-Feuerelement her. So findet man oft bei Menschen mit einer *Pitta*-Konstitution, die ein Übermaß an Feuer im Körper haben, eine Lichtüberempfindlichkeit der Augen vor.

Vorstehende Augen weisen auf eine Fehlfunktion der Schilddrüse hin. Bei blassen Bindehäuten liegt eine Anämie vor, bei gelblicher Verfärbung eine Leberschwäche.

Man sollte auch die Farbe, Größe und Form der Iris untersuchen. Eine kleine Iris zeigt schwache Gelenke an. Ist ein weißer

Darstellung 10
Augendiagnose

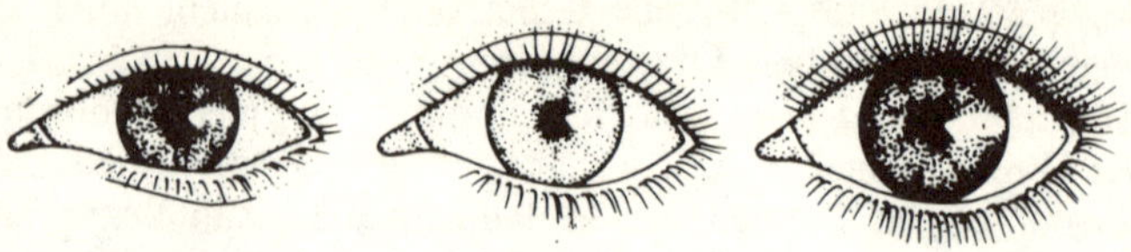

VATA **PITTA** **KAPHA**

Vata-Augen sind klein und nervös, mit herabhängenden Augenlidern und trockenen, spärlichen Wimpern. Das Weiß des Auges ist trüb, die Iris ist dunkel, grau-braun oder schwarz. *Pitta*-Augen sind von mittlerer Größe, leuchtend, der Blick wirkt scharf und es besteht eine große Lichtempfindlichkeit. Die Wimpern sind spärlich und ölig, während die Iris rot oder gelblich ist. *Kapha*-Augen sind groß, schön und feucht, mit langen, kräftigen und öligen Wimpern. Das Weiß des Auges erscheint sehr weiß, die Iris dagegen blaß, blau oder schwarz.

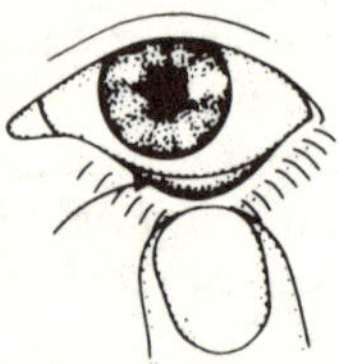

Bindehautentzündung
Pitta-Störung
(siehe Glossar)

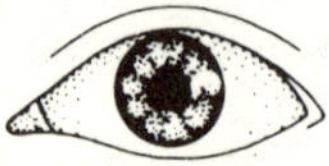

Arthritis
(kleine Iris)

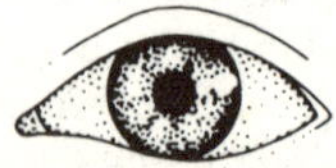

Kalziummangelzustand
Überschuß an Natrium oder
Zucker im Organismus
Degeneration der Gelenke
Sklerose der Gefäße
(*weißer* Ring um die Iris)

Ring um die Iris herum vorhanden, weist dies auf übermäßigen Salz- oder Zuckerkonsum hin. Wenn der Ring sehr ausgeprägt und sehr weiß ist (besonders bei Menschen mittleren Alters), deutet dies auf degenerative Prozesse in den Gelenken. Die Gelenke krachen und knirschen und Arthritis und Gelenkschmerzen sind wahrscheinlich vorhanden. Bräunlich-schwarze Flecken in der Iris sind ein Anzeichen für Eisen im Darm, das nicht aufgenommen wird.

Im Ayurweda werden außer den diagnostischen Methoden, die auf den vorhergehenden Seiten erwähnt wurden, auch andere klinische Untersuchungsmethoden wie Palpation, Perkussion, Auskultation und die Erhebung einer Anamnese zusätzlich angewandt. Ebenfalls werden Herz, Leber, Milz, Nieren, Harn, Stuhl, Auswurf, Schweiß, Sprache und Physiognomie untersucht.

VII. Kapitel
Therapie

Ziel aller therapeutischen Bemühungen im Ayurweda ist es, einen ausgewogenen Zustand der Körpersäfte, *Vata-Pitta-Kapha,* herzustellen. Wie im vierten Kapitel bereits besprochen wurde, entsteht Krankheit dann, wenn das Gleichgewicht dieser drei gestört ist.

Nach den ayurwedischen Lehren wird jede Form von Therapie (ob medikamentös, oder mittels Chiropraktik, Massage, Allopathie oder jeder anderen Methode), die ohne vorhergehende Ausscheidung der Gifte, die für die Krankheit verantwortlich sind, erfolgt, die Wirkung haben, daß diese Gifte sich noch tiefer im Gewebe festsetzen. Eine oberflächliche Behandlung kann eine symptomatische Besserung des Krankheitsprozesses bewirken, doch wird die grundlegende Ursache der Krankheit dadurch nicht beeinflußt, und das Problem wird in der gleichen oder in einer anderen Form wieder auftreten. Es gibt zwei Formen ayurwedischer Behandlung: die Ausscheidung von Giften und die Neutralisierung von Giften. Diese zwei Formen der Behandlung können sowohl auf der körperlichen als auch auf der emotionalen Ebene angewandt werden.

Das Loslassen von Gefühlen

Wir wollen zunächst die emotionalen oder psychologischen Faktoren behandeln. Zorn, Furcht, Besorgnis, Nervosität, Eifersucht, Habsucht und Besitzgier sind gewöhnliche menschliche Gefühle. Die meisten Menschen lernen jedoch in ihrer Kindheit, daß man diese negativen Gefühle nicht zeigen soll. Als Folge davon beginnt man schon im frühen Alter, den natürlichen Ausdruck dieser Gefühle zu unterdrücken. Die ayurwedische Wissenschaft lehrt, daß der Einzelne diese Gefühle loslassen muß, denn wenn diese Gefühle unterdrückt bleiben, werden sie Störungen des Gleichgewichtes verursachen, die ihrerseits krankheitsverursachende Toxine zur Folge haben.

Die ayurwedische Methode, mit Negativität fertig zu werden, besteht darin, zuerst zu beobachten und dann loszulassen. Wenn Zorn zum Beispiel auftaucht, sollte man sich dessen ganz bewußt sein, und das Entfalten dieses Gefühles von Anfang an bis zu seinem Ende beobachten. Aus dieser Beobachtung heraus kann man über die Natur des Zornes etwas lernen und erfahren, um den Zorn schließlich ganz loszulassen. Auf diese Art und Weise kann man mit allen negativen Gefühlen verfahren. Ayurweda lehrt, daß alle negativen Gefühle durch Bewußtheit losgelassen werden können.

Furcht hängt mit *Vata* zusammen; Zorn mit *Pitta;* Gier, Eifersucht und Habsucht mit *Kapha.* Wenn Furcht unterdrückt wird, sind Störungen der Nieren die Folge; Zorn beeinflußt die Leber, während Gier und Habsucht sich negativ auf Herz und Milz auswirken.

Pancha Karma

Bei vielen Krankheiten, wie übermäßige Verschleimung des Brustraumes, Gallenflüssigkeit im Darm, *Kapha* im Magen, oder Gasansammlungen im Dickdarm, können Ausleitungsverfahren angewandt werden. Diese Behandlungsmethoden heißen im Ayurweda *Pancha Karma.* Diese Verfahren reinigen Körper, Geist und Gefühle. *Pancha* bedeutet »fünf« und Karma bedeutet »Tätigkeiten« oder »Vorgang«. Diese fünf grundlegenden Verfahren sind Erbrechen, Abführmittel (Purgativa oder Laxantien), arzneiliche Einläufe, die Einführung von Arzneien in die Nase, und schließlich die Reinigung des Blutes.

Die Therapie mittels Erbrechen *(Vaman)*

Liegt eine Kongestion der Lungen vor, die zu wiederholten Anfällen von Bronchitits, Husten, Erkältungen oder Asthma führt, besteht die ayurwedische Behandlung aus therapeutischem Erbrechen *(Vaman),* um das Schleim verursachende übermäßige *Kapha* auszuscheiden. Als erstes werden drei bis vier Gläser Süßholz- oder Kalmuswurzeltee verabreicht; durch Reiben der Zunge wird das Erbrechen herbeigeführt, was zurückgehaltene Gefühle freisetzt. Es können aber auch zwei Gläser Salzwasser morgens vor dem Zähneputzen eingenommen werden, was *Kapha* verschlimmert. Dann wird die Zunge gerieben, um Erbrechen zu bewirken. Wenn der Schleim sich dann zu lösen beginnt, erfährt der Patient eine sofortige Erleichterung. Die Kongestion, die asthmatische Atmung und Atemnot werden verschwinden und die Nebenhöhlen werden frei.

Die Brechtherapie ist auch bei Hauterkrankungen, chronischem Asthma, Diabetes, chronischen Erkältungen, Lymphstauungen, chronischen Verdauungsstörungen, Ödemen (Schwellungen), Epilepsie (zwischen den Anfällen) angezeigt, sowie bei chronischen Nebenhöhlenprozessen und wiederholten Anfällen von Mandelentzündungen.

Abführmittel *(Virechan)*

Wenn zuviel Galle abgesondert wird und sich in der Gallenblase, der Leber oder im Darm ansammelt, kann ein allergischer Ausschlag oder eine Hautentzündung wie Akne oder Dermatitis die Folge sein, wie auch chronisches Fieber, Aszites, biliäres Erbrechen oder Gelbsucht. Die ayurwedische Behandlung dieses Zustandes ist die Verabreichung von abführenden Mitteln (*Virechan).* Eine Reihe von guten Heilpflanzen kommen dafür in Frage. Sennesblättertee ist zum Beispiel ein mildes Abführmittel. Bei Menschen mit einer *Vata*-Konstitution kann jedoch dieser Tee möglicherweise kolikartige Schmerzen verursachen, da die peristaltischen Bewegungen des Dickdarms zu stark angeregt werden.

Diagramm 5
Die Therapie mittels Erbrechen *(Vaman)*
Die Ausscheidung über die Schleimhäute der oberen Körperhälfte, »die oberen Kanäle«

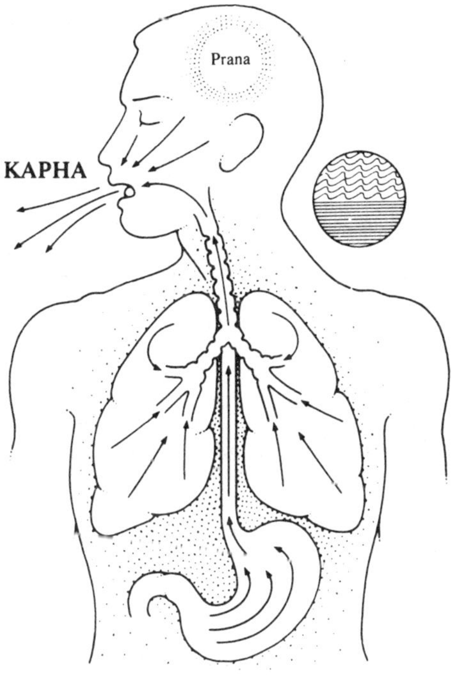

Vaman ist die Reinigung von *Kapha,* das Lösen der Kongestionen und die Ausscheidung von Schleim.

Maßnahmen vor der Therapie: Am Abend vor dem Tag, an dem die Therapie angewandt wird, führt man eine Ölmassage durch und macht heiße Umschläge. Der Patient sollte ein bis drei Tage vorher zwei- bis dreimal eine Tasse Öl trinken, bis der Stuhl ölig wird oder der Betreffende einen Brechreiz verspürt. Eine *Kapha*-betonte Diät sollte befolgt werden, um das *Kapha* im Organismus anzuregen und zu stören. *Vaman* sollte am Morgen durchgeführt werden *(Kapha*-Zeit). Der Patient sollte früh am Morgen Basmati-Reis und Joghurt mit viel Salz essen, um *Kapha* im Magen weiter zu verschlimmern. Die Anwendung von Wärme auf der Brust und am Rücken hilft, *Kapha* zu verflüssigen. Der Patient sollte dann entspannt auf einem kniehohen Stuhl sitzen und einen Tee aus Süßholz mit Honig oder Kalmuswurzeltee trinken. Dieses Emetikum wird abgemessen und die Menge vor dem Trinken notiert, so daß man später bestimmen kann, wieviel davon erbrochen worden ist. Nach dem Trinken sollte sich ein Gefühl der Übelkeit einstellen. Die Zunge wird nun gerieben, um den Brechreiz auszulösen und das Erbrechen so lange fortgesetzt, bis das Erbrochene Galle enthält. Der Grad des Erfolges diese Therapie wird bemessen an: 1) der Häufigkeit des Erbrechens (8 ist das Maximum, 6 der Durchschnitt, 4 das Minimum), und 2) an der Menge des Erbrochenen (1 Liter ist das Maximum, 0,75 Liter der Durchschnitt und 0,5 Liter das Minimum).

Maßnahmen nach dem Erbrechen: Ruhen, Fasten, arzneiliche Zigaretten rauchen und das Nicht-Unterdrücken von natürlichen Bedürfnissen wie Wasserlassen, Stuhlgang, das Abgehen von Winden, Niesen und Husten.

Indikationen: Husten, Erkältung, asthmatische Symptome, *Kapha*-Fieber, Übelkeit, kein Appetit, Anämie, Blutungen der »unteren Kanäle«, Vergiftungen, Hautkrankheiten, Diabetes, Lymphstauungen, chronische Verdauungsstörungen, Ödeme (Schwellungen), Epilepsie, chronische Nebenhöhlenbeschwerden, wiederholte Mandelentzündungen.

Kontraindikationen: Bei Kindern, bei älteren Menschen, bei Schwächezuständen, Hungerzuständen, Herzkrankheiten, Lungenkavernen, Blutungen der »oberen Kanäle«, während der Menstruation und der Schwangerschaft, bei Abmagerung, bei Kummer und bei Fettleibigkeit.

Emetika: Süßholz, Kalums, Salz, Kardamom, Nux vomica (Brechnuß)

Ein Glas heiße Milch, dem zwei Teelöffel *Ghee* hinzugefügt worden sind, ist ein wirksames Abführmittel für Menschen, die eine *Vata*-oder *Pitta*-Konstitution haben. (Die Zubereitung von *Ghee* wird im Anhang C — Rezepte, beschrieben). Dieses Abführmittel, vor dem Schlafengehen eingenommen, ist bei dem übermäßigen *Pitta* hilfreich, das die Gallenstörung im Körper hervorruft. In der Tat kann das Problem von übermäßigem *Pitta* durch Abführmittel vollständig beseitigt werden.

Diagramm 6

Die Therapie mittels Abführmittel (Purgiermittel) *(Virechan)*

Die Ausscheidung über die »unteren Kanäle«

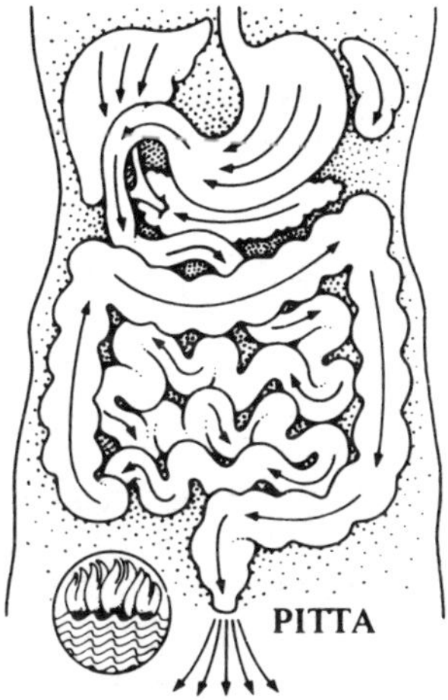

Virechan ist die Reinigung des *Pitta* und der sich im Blut befindlichen Toxine. Diese Therapie kann drei Tage nach der Durchführung einer *Vaman*-Therapie angewandt werden. Ist Letztere nicht angezeigt, kann die *Virechan*-Therapie gleich durchgeführt werden. Als Vorbereitung wird am Abdomen und am Rektum Wärme angewandt und danach Öl eingerieben. *Virechan reinigt die Schweißdrüsen, den Dünndarm, Dickdarm, Nieren, Magen, Leber und Milz.*

Indikationen: Hautkrankheiten, chronisches Fieber, Hämorrhoiden, Tumore im Abdomen, Würmer, Gicht und Gelbsucht.

Mögliche Kontraindikationen: Bei Kindern und älteren Menschen, bei Schwächezuständen, akutem Fieber, Mangel an *Agni,* Verdauungsstörungen, Blutungen der »unteren Kanäle«, Lungenkavernen, Durchfall, Fremdkörpern im Magen, sofort nach der *Vaman* Therapie, bei Abmagerung, Kolitis ulzerosa und bei einem Vorfall des Rektums.

Virechan-Substanzen: Sennesblätter, Pflaumen, Kleie, Flachssamenhülsen, Löwenzahnwurzel, Psyllium-Samen, Kuhmilch, Salz, Rizinusöl, Rosinen und Mangosaft.

Beim Gebrauch von Abführmitteln ist es wichtig, die Ernährung zu überwachen. Der Patient sollte nichts essen, was den vorherrschenden Körpersaft verschlimmert oder das Gleichgewicht der drei Säfte stört. (Weitere Einzelheiten im VIII. Kap.).

Bei Menschen mit wenig *Agni*, akutem Fieber, Durchfall, schwerer Verstopfung oder Blutungen aus dem Rektum oder aus Lungenkavernen dürfen keine Abführmittel angewandt werden. Dies gilt ebenfalls für den Fall, daß ein Fremdkörper im Magen ist, nach einem Einlauf, oder in Fällen von Abmagerung, Schwäche oder einem Vorfall des Rektums.

Einlauf *(Basti)*

Bei der ayurwedischen Einlauftherapie (Basti) werden arzneiliche Substanzen wie Sesamöl, Kalmusöl, oder Abkochungen von Heilpflanzen in den Mastdarm eingeführt. Arzneiliche Einläufe sind die vollständige, alleinige Behandlung für *Vata*-Störungen. Sie schaffen Abhilfe bei Verstopfung, Auftreibung, chronischem Fieber, gewöhnlichen Erkältungen, sexuellen Störungen, Nierensteinen, Herzschmerzen, Erbrechen, Schmerzen des Rückens und des Nackens und bei Übersäuerung. *Vata* ist ein sehr aktives Prinzip bei der Entstehung von Krankheiten und es gibt mindestens achtzig verschiedene Störungen, die mit *Vata* zusammenhängen. Bei achtzig Prozent dieser Krankheiten stellt *Basti* eine vollständige Behandlung dar.

Bei Patienten, die an Durchfall oder Blutungen aus dem Mastdarm leiden, dürfen keine arzneiliche Einläufe angewandt werden. Menschen, die an chronischen Verdauungsstörungen, Husten, Atemnot, Durchfall, Diabetes oder einer schweren Anämie leiden, sollten keine Öleinläufe bekommen; das Gleiche gilt auch für alte Menschen und Kinder unter sieben Jahren. Einläufe mit Abkochungen (Abkochungen von Heilpflanzen) dürfen nicht bei akutem Fieber, Durchfall, Erkältungen, Lähmungen, Herzschmerzen, starken Schmerzen im Abdomen oder bei Abmagerung angewandt werden. Einläufe mit Öl oder Abkochungen sollten mindestens dreißig Minuten lang zur Wirkung gelangen können, am besten noch länger, wenn dies möglich ist.

Diagramm 7
Die Therapie mittels Einlauf *(Basti)*
Die Ausscheidung und arzneiliche Therapie über die »unteren Kanäle«

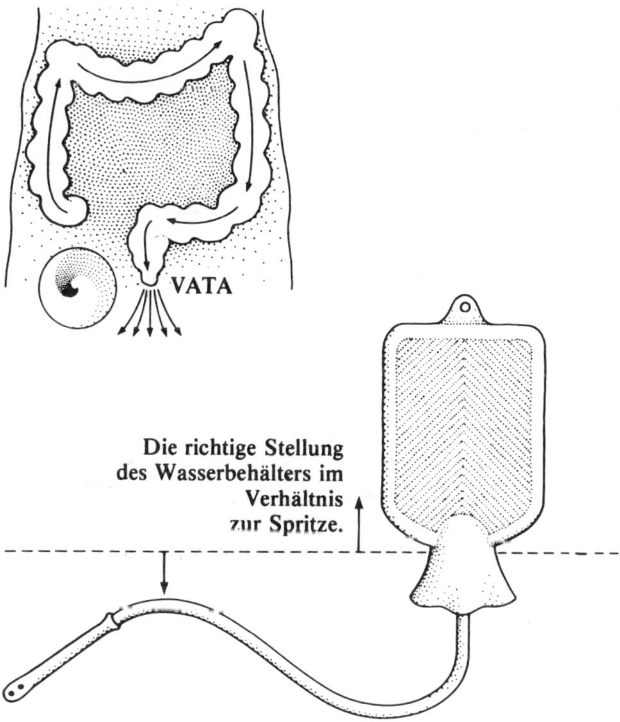

Vata ist der häufigste ätiologische Faktor für das Auftreten von Krankheiten. *Vata* ist für die Retention oder Ausscheidung von Stuhl, Harn, Galle und anderen Ausscheidungsprodukten verantwortlich.
Vata befindet sich hauptsächlich im Dickdarm. Die Knochen sind ebenfalls der Sitz von *Vata*. Daher wirken Arzneien, die rektal angewandt werden, bis zum *Asthi Dhatu*. Die Schleimhaut des Dickdarmes hat eine

Beziehung zur äußeren Knochenschicht (Periost), die die Knochen mit Nährstoffen versorgt. Daher wirken alle rektal verarbreichten Arzneien auf die tieferen Gewebe, wie das Knochengewebe, und heilen *Vata*-Störungen.
Einlaufarten: 1.) Öleinlauf - ½ bis 1 Tasse warmes Sesamöl (bei chronischer Verstopfung). 2.) Einlauf mit einem Heilpflanzenaufguß oder einer -Abkochung — ½ Tasse Kola- oder Beinwell (siehe Süßholz-Abkochung unter *Süßholz-Ghee* im Rezepteil) zusammen mit einer halben Tasse warmem Sesamöl. 3.) Nähreinlauf — 1 Tasse warme Milch, 1 Tasse Fleischbrühe, oder 1 Tasse Knochenmarksuppe.
Indikationen: Verstopfung, Auftreibung, Rückenschmerzen im unteren Abschnitt der Wirbelsäule, Gicht, Rheumatismus, Ischias, nervöse Störungen, *Vata*-Kopfschmerzen, Abmagerung, Muskelatrophie.
Kontraindikationen: 1.) Öleinlauf — Diabetes, Fettleibigkeit, Verdauungsstörungen, schlechter Zustand des *Agni,* Milzvergrößerung, Bewußtlosigkeit. 2.) Einlauf mit einer Heilpflanzenabkochung — Schwächezustände, Schluckauf, Hämorrhoiden, Entzündungen des Anus, Durchfall, Schwangerschaft, Aszites, Diabetes, 3.) Nähreinlauf — Diabetes, Fettleibigkeit, Lymphstauungen, Aszites.

Die Einführung von Arzneien in die Nase *(Nasya)*

Die medikamentöse Therapie über die Nasenschleimhaut wird *Nasya* genannt. Ein Übermaß an Körpersäften, die sich im Hals, in der Nase, den Nebenhöhlen oder im Kopfbereich angesammelt haben, werden durch die am nächsten gelegene Körperöffnung ausgeschieden. Die Nase ist sozusagen das Tor zum Gehirn und zum Bewußtsein: *Prana,* oder die Lebensenergie, wird mit dem Atem durch die Nase aufgenommen. *Prana* hält die sensorischen und motorischen Funktionen aufrecht. Die medikamentöse Therapie über die Nasenschleimhaut hilft die Störungen von *Prana* zu beheben, die die höheren zerebralen, sensorischen und motorischen Funktionen betreffen.

Diese Therapie ist bei Trockenheit der Nase, Kongestionen der Nebenhöhlen, Heiserkeit, Migräne, Konvulsionen und bei bestimmten Augen- und Ohrenstörungen angezeigt. Im allgemeinen sollte keine Therapie über die Nasenschleimhaut nach einem Bad, nach dem Essen, dem Geschlechtsverkehr und nach alkoholi-

Diagramm 8
Die Therapie über die Nasenschleimhaut
(Nasya)
Die Nase ist die Pforte zum Gehirn und zum Bewußtsein

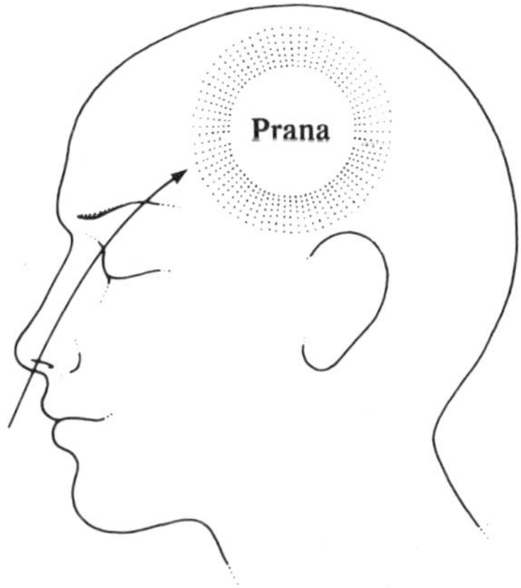

Arten von Nasya: 1.) *Virechana* (die Reinigung mittels Pulver, Schnupfmittel oder Heilpflanzen). 2.) Ernährendes *Nasya* (bei *Vata)* 3.) Beruhigendes *Nasya* 4.) *Nasya* mit Aufgüssen und Abkochungen von Heilpflanzen. 5.) *Ghee*- oder Öl-*Nasya.* 6.) Nasenmassage.

Anwendung eines Pulvers: Ein trockenes Kola-Pulver wird mit Hilfe eines Rohres in die Nase geblasen. Dieses wird bei *Kapha*-Störungen angewandt, d.h. bei Kopfschmerzen, Schweregefühl des Kopfes, Erkältung, Schnupfen, verklebten Augen, Heiserkeit aufgrund von klebrigem *Kapha,* Nebenhöhlenentzündungen, Lymphadenitis im Halsbereich, Tumoren, Würmern, Hauterkrankungen, Epilepsie, Schläfrigkeit, Parkinsonismus, chronischer Rhinitis, Verhaftung, Gier, Lust.

Ernährendes Nasya: Zu diesem Zweck werden *Ghee,* verschiedene Öle und Salz verwendet. Ernährendes *Nasya* wird bei *Vata*-Störungen verwendet, d.h. bei Migränekopfschmerzen, Trockenheit der Stimme, trockener Nase, Nervosität, Angst, Besorgtheit, Schwindelgefühlen, Leeregefühl, Negativität, Ptosis, Bursitis, Steifigkeit des Halses, Spondylose der Halswirbelsäule, Trockenheit der Nebenhöhlen und Verlust des Geruchsinnes.

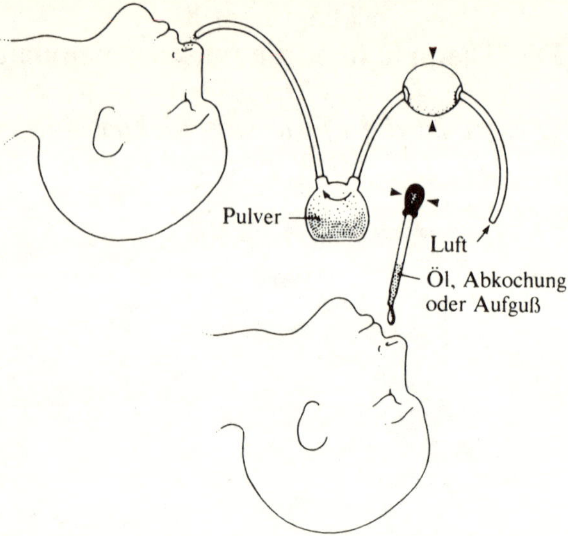

Beruhigendes Nasya: Hierzu werden Aloe-Saft, warme Milch, der Saft der Spargelwurzel und der Saft vom asiat. Wassernabelkraut verwendet. Beruhigendes *Nasya* wird nur bei *Pitta*-Störungen angewandt, d.h. bei Haarausfall, Konjunktivitis und Ohrensausen.
Öl-Nasya: Abkochungen und Aufgüsse von Heilpflanzen und verschiedene Öle werden zusammen bei *Vata-*, *Pitta-* und *Kapha*-Störungen verwendet.
Nasenmassage: Der kleine Finger wird in das entsprechende Öl getaucht und in jedes Nasenloch so tief wie möglich eingeführt. Der Nasengang wird dann durch sanftes Massieren geölt und geschmeidig gemacht. Die Nasenmassage hilft das tiefere Gewebe zu entspannen und kann täglich, oder zu jeder Zeit, wenn man angespannt ist, durchgeführt werden.

Wie die Darstellung zeigt, liegt der Patient auf einem Tisch und hält den Kopf so, daß die Nasenlöcher gerade nach oben zeigen. Je nach Bedarf werden fünf Tropfen eines Öls oder einer Abkochung oder eines Aufgusses in jedes Nasenloch geträufelt. Diese Lage sollte eine Minute oder länger beibehalten werden.
Kontraindikationen: Während der Schwangerschaft und der Regel; nach dem Geschlechtsverkehr, dem Baden, Essen oder nach Alkoholgenuß.
Bei Nasya verwendete Substanzen: Kalmuspulver, asiatisches Wassernabelkraut, Zwiebel, Knoblauch, schwarzer Pfeffer, Cayennepfeffer, Ingwer, *Ghee*-Ölabkochungen.

schen Getränken erfolgen, sowie während der Schwangerschaft und während der Regel.

Durch eine Massage der Nasenschleimhaut kann auch die Atmung verbessert werden. Zu diesem Zweck wird der kleine Finger in *Ghee* getaucht und in die Nase eingeführt. Die Nasen-innenwände werden langsam massiert, wobei man so tief wie möglich eindringt. Diese Behandlung hilft festgehaltene Gefühle zu lösen. Das Gewebe in der Nase ist sehr empfindlich, weswegen bei dieser Anwendung der Fingernagel entsprechend kurz sein muß, um Verletzungen der zarten Schleimhäute zu vermeiden. Da bei den meisten Menschen Abweichungen der Nasenscheidewand gegeben sind, wird eine Nasenseite leichter passierbar und leichter zu massieren sein als die andere. Auf keinen Fall sollte der Finger gewaltsam eingeführt werden. Bei der Massage sollte man langsam vordringen und den Finger zuerst im Uhrzeigersinn und dann gegen den Uhrzeiger bewegen. Auf diese Art und Weise werden Gefühle, die im Atemtrakt blockiert sind, freigesetzt. Man kann diese Behandlung jeden Morgen und Abend durchführen. In dem Maße, wie die Gefühle freigesetzt werden, ändern sich auch die Atemmuster und die Sehkraft wird sich ebenfalls bessern.

Der Aderlaß *(Rakta Moksha)*

Toxine, die vom Magen-Darmtrakt her in die Blutbahn aufgenommen werden, kreisen durch den Körper. Sie können sich unter der Haut oder in den Gelenkhohlräumen manifestieren und Krankheiten verursachen. In solchen Fällen ist die Ausscheidung von Toxinen und die Reinigung des Blutes notwendig.

Bei wiederholtem Auftreten von Hautstörungen wie Nesselsucht, Hautausschlägen, Akne, Krätze, Leukodermie und chronischem Juckreiz ist der Aderlaß *(Rakta Moksha)* angezeigt. Dieser ist ebenfalls wirksam bei Vergrößerungen der Leber und Milz und bei Gicht.

Pitta manifestiert sich in den Schlacken des Blutes, daher kreisen bei vielen *Pitta*-Störungen, wie bei Hautausschlägen und Akne, Toxine im Blut. Bei vielen *Pitta*-Erkrankungen bewirkt die

Entnahme einer kleinen Menge Blutes aus der Vene eine Lösung der Spannung, die durch die Toxine im Blut hervorgerufen wird.

Durch den Aderlaß werden auch antitoxische Substanzen im Blut angeregt, was den Immunmechanismus des Blutes entwikkeln hilft. So werden Toxine neutralisiert, wodurch radikale Heilungen vieler Krankheiten des Blutes und der Knochen ermöglicht werden.

Anämie, Ödeme und Schwäche sind Kontraindikationen für einen Aderlaß. Bei jungen Kindern und alten Menschen ist diese Behandlung ebenfalls nicht zu empfehlen.

Manche Substanzen, wie Zucker, Salz, Joghurt und saure Speisen, entfalten eine toxische Wirkung auf das Blut, wenn sie im Übermaß genommen werden. Um das Blut rein zu halten, sollten diese Substanzen bei Blutkrankheiten vermieden werden.

Klettenwurzeltee ist das beste blutreinigende Mittel. Bei blutbedingten Störungen wie Allergien, Hautausschlägen oder Akne sollte der Patient ein Abführmittel in Milch einnehmen und am nächsten Abend mit einer Klettenwurzelbehandlung anfangen. Um den Tee zuzubereiten, nimmt man einen Teelöffel des Wurzelpulvers auf eine Tasse heißen Wasser. Dieser Tee, jeden Abend genommen, beginnt das Blut zu reinigen. Andere blutreinigende Heilpflanzen sind Safran, Sandelholzpulver, Curcuma und Kalmuswurzelpulver. Der Saft von Granatäpfeln und von Orangen ist hilfreich bei Blutkrankheiten, wie auch Spargelwurzeln. Diese können nach einem Aderlaß angewandt werden.

Palliative Therapie

Nach der Ausscheidung der schwersten Toxine wird die palliative Therapie *(Shamana)* angewandt. Diese Therapie neutralisiert die Toxine durch das Entfachen von *Agni,* und regt die Verdauung durch Fasten an. Toxine können auch durch den inneren Gebrauch von scharfen Gewürzen wie Ingwer und schwarzem Pfeffer neutralisiert werden. Anhaltendes Fasten, Flüssigkeitsentzug, körperliche Betätigung, Sonnenbaden und der Aufenthalt in der frischen Luft sind weitere Mittel, um Toxine zu neutralisieren.

VIII. Kapitel
Die Ernährung

Der Ayurweda lehrt, daß jeder Mensch die Kraft hat, sich selbst zu heilen. Diese Wissenschaft vom Leben bietet so jedem die Freiheit, durch ein Verstehen des Körpers und seiner Bedürfnisse seine Gesundheit wiederzuerlangen.

Nach der ayurwedischen Lehre sind gesunde Ernährungsweise und ein geregelter, der Gesundheit dienlicher Tagesablauf, grundlegende Voraussetzungen zur Erhaltung der Gesundheit. Wichtig ist auch die Anwendung traditioneller Praktiken wie Yoga und Atemübungen und ein Verständnis spiritueller Praktiken, die Harmonie und Glück schaffen können.

Die Ernährung sollte der individuellen Konstitution angepaßt sein. Wenn man die Konstitution und ihre Beziehung zu den Eigenschaften der verschiedenen Nahrungsmittel versteht, dann ist es möglich, die richtige Ernährung zu bestimmen. Dabei muß der Geschmack der einzelnen Nahrungsmittel (süß, sauer, salzig, scharf, bitter oder zusammenziehend) in Erwägung gezogen werden und ebenfalls geklärt werden, ob es sich um schwere oder leichte Nahrungsmittel, um solche, die Hitze oder Kälte erzeugen, handelt, oder um ölige, trockene, flüssige oder feste. Bei der Gestaltung der Ernährungsweise müssen die Jahreszeiten ebenfalls berücksichtigt werden.

Die nachfolgende Tabelle ist eine Auflistung der Nahrungsmittel, die den einzelnen Konstitutionstypen schaden oder förderlich sind. Die nach oben zeigenden Pfeile neben den jeweiligen Nahrungsmittelspalten der Tabelle zeigen an, daß diese Nahrungsmittel den ihnen entsprechnenden *Dosha*-Faktor stören.

Die nach unten zeigenden Pfeile bedeuten, daß diese Nahrungsmittel den jeweiligen Körper-*Dosha* vermindern und daher diesem Konstitutionstypus förderlich sind. *Vata* wird zum Beispiel gestört durch Trockenfrüchte, Äpfel, Melonen, Kartoffeln, Auberginen, Eis, Rindfleisch, Erbsen und grünen Salat. Ein

Mensch mit einer *Vata*-Konstitution sollte daher diese Nahrungsmittel nicht im Übermaß zu sich nehmen. Umgekehrt sind süße Früchte, Avocados, Kokosnüsse, brauner Reis, Rotkohl sowie Bananen, Trauben, Kirschen und Orangen von einer günstigen Wirkung für Menschen, die eine *Vata*-Konstitution haben.

Eine Zunahme des *Pitta*-Doshas wird durch scharfe Speisen, Erdnußbutter, saure Früchte, Bananen, Papayas, Tomaten und Knoblauch bewirkt. Förderlich wirken Mangos, Orangen, Birnen, Pflaumen, Sprossen, grüner Salat, Sonnenblumenkerne, Spargel und Pilze.

Kapha-vermehrend sind Bananen, Melonen, Kokosnüsse, Datteln, Papayas, Ananas und Milchprodukte. Von günstiger Wirkung für Menschen mit einer *Kapha*-Konstitution sind Trockenfrüchte, Granatäpfel, Preiselbeeren, Basmati-Reis, Sprossen und Hühnerfleisch.

Während des Sommers, wenn hohe Temperaturen herrschen, neigen die Menschen zu starkem Schwitzen. Zu dieser Jahreszeit herrscht *Pitta* vor. Scharfe, stark gewürzte Speisen sollte man dann meiden, da sie *Pitta* stören. Während des Herbstes mit seinen starken und trockenen Winden ist mehr *Vata* in der Atmosphäre vorhanden. Zu dieser Zeit sollte man Trockenfrüchte, Speisen mit hohem Eiweißgehalt und andere Nahrungsmittel vermeiden, die *Vata* vermehren. Der Winter bringt Kälte und Schnee und ist die *Kapha*-Jahreszeit. Während des Winters sollte man kalte Getränke, Eis, Käse und Joghurt meiden. Diese Nahrungsmittel vermehren *Kapha*.

Bei der Gestaltung der Ernährungsweise sind Qualität und Frische der Nahrungsmittel wichtige Faktoren. Desweiteren gibt es auch bestimmte Nahrungsmittel, die miteinander unvereinbar sind (wenn sie zusammen gegessen werden), wie Fisch und Milch, Joghurt und Rindfleisch, und saure Früchte und Milch. Die meisten Arten von Melonen sollten für sich gegessen werden. In Verbindung mit anderen Nahrungsmittel können sie eine hemmende Wirkung entfalten und die Absorbtionsprozesse des Darmes verhindern. Diese Wirkungen könnten zu einer Gleichgewichtsstörung der *Tridoshas* führen. Wenn diese Nahrungsmittel, die miteinander unvereinbar sind, zusammen gegessen werden, sind Toxine die Folge.

Die Nahrungsaufnahme sollte durch den Zustand des *Agnis,* des 'Verdauungsfeuers' im Körper bestimmt werden. Essen Sie nur dann, wenn Sie wirklich Hunger verspüren und trinken Sie nur, wenn Sie durstig sind. Wenn Sie Hunger haben, bedeutet dies, daß Ihr 'Verdauungsfeuer' entfacht ist. Trinkt man zu dieser Zeit, wird die Flüssigkeit die Verdauungsenzyme auflösen und *Agni* vermindern.

Unsere Nahrung ernährt Körper, Geist und Bewußtsein. Es ist von großer Bedeutung, wie man ißt. Während des Essens sollte man aufrecht sitzen und Ablenkungen wie Fernsehen, Unterhaltungen und Lesen vermeiden. Man sollte seinen Geist auf den Geschmack des Essens richten und sich dessen ganz bewußt sein. Kauen Sie mit Hingabe und Gefühl, und Sie werden den Geschmack deutlich wahrnehmen und erleben.

Der Geschmack hat seinen Ursprung nicht in den Nahrungsmitteln, sondern in der Wahrnehmung dessen, der sie ißt. Wenn das *Agni* gestört ist, wird man nicht imstande sein, den Geschmack der Nahrungsmittel richtig wahrzunehmen. Die Geschmacksempfindung beim Essen hängt vom *Agni* ab. Gewürze helfen sowohl *Agni* zu entfachen als auch den Körper zu reinigen und den Geschmack der Speisen zu bereichern. Jeder Bissen sollte wenigstens 32 mal gekaut werden, ehe man ihn schluckt. Dadurch können die Verdauungsenzyme im Mund richtig arbeiten und darüberhinaus hat der Magen Zeit, sich auf die Ankunft der gekauten Nahrung vorzubereiten. Es ist wichtig, sich beim Essen die nötige Zeit zu nehmen.

Es ist ebenfalls wichtig, wieviel man auf einmal ißt. Der Magen sollte zu einem Drittel Nahrung enthalten, zu einem Drittel Flüssigkeit und das übrige Drittel Luft enthalten. Die Menge, die man bei einer Mahlzeit ißt, sollte dem entsprechen, was zwei Hände fassen können. Überessen führt dazu, daß der Magen sich dehnt und infolgedessen zusätzliche Nahrungsmengen verlangt. Der Magen eines Menschen, der sich überißt, dehnt sich wie ein Ballon. Überessen führt ebenfalls zur Entstehung zusätzlicher Toxine im Verdauungstrakt. Das Essen wird zu einem Gift, das der Körper unter Anstrengung ausscheiden muß. Man sollte mit Disziplin und Regelmäßigkeit essen und trinken, denn richtiges Essen ist eine Meditation. Wenn man in dieser Art und Weise ißt, werden Körper, Geist und Bewußtsein genährt.

Tabelle 5
Nahrungsmittel-Richtlinien für Konstitutions-Grundtypen

ANMERKUNG: Diese Tabelle gibt allgemeine Richtlinien an. Spezifische Anpassungen an individuelle Gegebenheiten sind möglicherweise notwendig, wie z.B. beim Vorliegen einer Lebensmittelallergie. Aber auch die jeweilige Jahreszeit, der individuelle Zustand von *Agni* und das Ausmaß einer Störung oder das Vorherrschen eines *Doshas* müssen berücksichtigt werden.

Nein: Dosha-störend — Ja: Dosha-ausgleichend

OBST

Vata - Nein: Trockenfrüchte, Äpfel, Preiselbeeren, Birnen, Persimonen Granatäpfel, Wassermelonen

Ja: Süße Früchte, Aprikosen, Avokados, Bananen, Beerenobst, Kirschen, Kokosnuß, Feigen (frische), Grapefruit, Trauben, Zitronen, Mangos, Melonen (süße), Orangen, Papaya, Pfirsiche, Ananas, Pflaumen

Pitta - Nein: Saure Früchte, Aprikosen, Beerenobst, Bananen, Kirschen Preiselbeeren, Grapefruit, Trauben (grüne), Zitronen, Orangen (sauere), Papaya, Pfirsiche, Ananas (sauere), Persimonen, Pflaumen (sauere)

Ja: Süße Früchte, Äpfel, Avocados, Kokosnuß, Feigen, Trauben (dunkle), Mangos, Melonen, Orangen (süße), Pflaumen (süße), Granatäpfel, Dörrpflaumen, Rosinen

Kapha - Nein: Süße und sauere Früchte, Avocados, Bananen, Kokosnuß, Feigen (frische), Grapefruit, Trauben, Zitronen, Melonen, Orangen, Papaya, Ananas, Pflaumen

Ja: Äpfel, Aprikosen, Beerenobst, Kirschen, Preiselbeeren, Feigen (trockene), Mangos, Pfirsiche, Birnen, Persimone, Grantapfel, Dörrpflaumen, Rosinen

GEMÜSE

Vata - Nein: Rohes Gemüse, Brokkoli, Rosenkohl, Kohl, Blumenkohl, Stangensellerie, Aubergine, Blattgrün*, Salat*, Pilze, Zwiebel (roh), Petersilie*, Erbsen, Paprika, Kartoffeln (weiße), Spinat*, Sprossen*, Tomaten*

* Diese Gemüsearten können in Maßen, mit Öl angemacht, gegessen werden.

Ja: Gekochtes Gemüse, Spargel, Rote Beete, Karotten, Gurke, Knoblauch, Grüne Bohnen, Okra (gekocht), Zwiebel (gekocht), Kartoffel (süß), Rettich, Zuchini

Pitta - Nein: Scharfe Gemüsearten, Rote Beete, Karotten, Aubergine, Knoblauch, Zwiebel, Paprika (scharfe), Rettich, Spinat, Tomaten

Ja: Süße und bittere Gemüsearten, Spargel, Brokkoli, Rosenkohl, Kohl, Gurke, Blumenkohl, Stangensellerie, Grüne Bohnen, Blattgrün, Salat, Pilze, Okra, Erbsen, Petersilie, Paprika (grüne), Kartoffeln, Sprossen, Zuchini

Kapha-Nein: Süße und saftige Gemüsearten, Gurke, Kartoffeln (süße), Tomaten, Zuchini

Ja: Scharfe und bittere Gemüsearten, Spargel, Rote Beete, Brokkoli, Rosenkohl, Kohl, Karotten, Blumenkohl, Stangensellerie, Aubergine, Knoblauch, Blattgrün, Salat, Pilze, Okra, Zwiebel, Petersilie, Erbsen, Paprika, Kartoffel (weiße), Rettiche, Spinat, Sprossen

GETREIDE

Vata - Nein: Gerste, Buchweizen, Mais, Hirse, Hafer (trocken), Roggen

Ja: Reis, Weizen

Pitta - Nein: Buchweizen, Mais, Hirse, Hafer (trocken), Reis (brauner) Roggen

Ja: Gerste, Hafer (gekocht), Reis (Basmati), Reis (weißer), Weizen

Kapha-Nein: Hafer (gekocht), Reis (brauner), Reis (weißer), Weizen

Ja: Gerste, Mais, Hirse, Hafer (trocken), Reis (Basmati, in kleinen Mengen), Roggen

TIERISCHE PRODUKTE

Vata - Nein: Lamm, Schwein, Hase, Wild

Ja: Rind, Huhn oder Truthahn (weißes Fleisch), Eier (gebraten oder Rührei), Meeresfrüchte

Pitta - Nein: Rind, Eier (Eigelb), Lamm, Schwein, Meeresfrüchte

Ja: Huhn oder Truthahn (weißes Fleisch), Eier (Eiweiß), Hase, Garnelen (kleine Mengen), Wild

Kapha-Nein: Rind, Lamm, Schwein, Meeresfrüchte

Ja: Huhn oder Truthahn (dunkles Fleisch), Eier (Rührei, keine gebratenen Eier), Hase, Garnelen, Wild

HÜLSENFRÜCHTE

Vata: Keine Hülsenfrüchte außer Mung-Bohnen, Tofu, schwarze und rote Linsen

Pitta	Alle Hülsenfrüchte, außer Linsen
Kapha	Alle Hülsenfrüchte sind empfehlenswert— außer weiße Bohnen, Sojabohnen, schwarze Linsen und Mung-Bohnen
	NÜSSE
Vata	Alle Nüsse sind empfehlenswert in kleinen Mengen
Pitta	Keine Nüsse, außer Kokosnüssen
Kapha	Keine Nüsse
	SAMEN
Vata	Alle Samen sind empfehlenswert in kleinen Mengen
Pitta	Keine Samen, außer Sonnenblumen- und Kürbissamen
Kapha	Keine Samen, außer Sonnenblumen- und Kürbissamen
	SÜSSMITTEL
Vata	Alle Süßmittel, außer weißer Zucker
Pitta	Alle Süßmittel, außer Melasse und Honig
Kapha	Keine Süßmittel, außer roher Honig
	GEWÜRZE
Vata	Alle Gewürze sind zu empfehlen
Pitta	Keine Gewürze, außer Koriander, Zimt, Kardamon, Fenchel, Curcuma und schwarzer Pfeffer in kleinen Mengen
Kapha	Alle Gewürze sind empfehlenswert, außer Salz
	MILCHPRODUKTE
Vata	Alle Milchprodukte sind empfehlenswert (in Maßen)
Pitta - Nein:	Buttermilch, Käse, Saure Sahne, Joghurt
Ja:	Butter (ungesalzen) Hüttenkäse, Ghee, Milch
Kapha	Keine Milchprodukte, außer Ghee und Ziegenmilch
	ÖLE
Vata	Alle Öle sind empfehlenswert
Pitta - Nein:	Mandelöl, Maisöl, Safranöl, Sesamöl
Ja:	Kokosöl, Olivenöl, Sonnenblumenöl, Sojaöl
Kapha	Keine Öle, außer Mandelöl, Maisöl oder Sonnenblumenöl in kleinen Mengen

Bei der Aufrechterhaltung des Gleichgewichtes im Körper spielt das Wasser eine lebenswichtige Rolle. Wasser kann man auch in Form von Fruchtsäften zu sich nehmen. Obwohl man Fruchtsäfte nicht während des Essens trinken sollte, ist Wasser notwendig bei den Mahlzeiten. Beim Essen sollte man Wasser schluckweise trinken. Das mit der Mahlzeit getrunkene Wasser wird zu einem Nektar, der die Verdauung fördert. Wenn man aber nach dem Essen eine Menge Wasser trinkt, werden die Verdauungssäfte verdünnt und die Verdauung behindert. Die Wassermenge, die der Körper benötigt, wird auch vom Klima beeinflußt.

Bei Verdauungsstörungen sollte man fasten und warmes Wasser trinken, was eine reinigende Wirkung hat und *Agni* vermehrt. Kaltes Wasser kühlt *Agni* ab, daher ist kaltes Wasser Gift für den Organismus und heißes Wasser ein Nektar. Trinkt man viel Wasser, wird die Verdauung dadurch beeinflußt. Zu große Wassermengen haben zur Folge, daß übermäßige Flüssigkeit im Körper zurückgehalten wird und zusätzliches Körpergewicht entsteht.

Fasten

Ehe man fastet, sollte man die individuelle Konstitution in Erwägung ziehen. Im Westen fasten die Menschen manchmal zehn, fünfzehn, zwanzig Tage oder noch länger, ohne ihre jeweilige Konstitution zu berücksichtigen. Das mangelnde Verständnis konstitutioneller Bedürfnisse kann schädliche Folgen haben. Ein Mensch mit einer *Vata*-Konstitution sollte nicht länger als drei Tage lang fasten. Das Fasten vermehrt die Leichtigkeit des Körpers und *Vata* (das Luft-Element im Körper) ist ebenfalls leicht. So wird das *Vata*-Element durch zu langes Fasten gestört, was Furcht, Besorgtheit, Nervosität und Schwäche zur Folge hat.

Die gleiche Beschränkung der Fastendauer gilt für Menschen, die eine *Pitta*-Konstitution haben. Ein Fasten, das über vier Tage hinausgeht, wird eine Störung von *Pitta* verursachen und das Feuer-Element im Körper vermehren. Diese Verstärkung von *Pitta* führt zu psychosomatischen Reaktionen wie Zorn, Haß und Schwindelgefühlen. Menschen mit *Kapha*-Konstitutionen können jedoch längere Zeit fasten. Sie werden dadurch ein angenehmes Gefühl vermehrter Leichtigkeit, größerer Bewußtheit und eine Erweiterung des Bewußtseins erleben. Klarheit und Verständnis werden zunehmen.

Bei einem Saftfasten ist es wichtig, daran zu denken, daß Traubensaft einer *Vata*-Konstitution förderlich ist; Granatapfelsaft einer *Pitta*-Konstitution, und Apfelsaft bei einer *Kapha*-Konstitution vorzuziehen ist. Während des Fastens sollten täglich 1 ½ Liter Saft, mit Wasser verdünnt, getrunken werden.

Während eines Fastens ruht sich das Verdauungssystem gewissermaßen aus. Es ist wichtig, das 'Verdauungsfeuer' *Agni* während dieser Zeit keinen Belastungen auszusetzen. Während des Fastens wird das 'Verdauungsfeuer' entfacht, und da keine Nahrung zu verdauen ist, werden Toxine, die sich über einen längeren Zeitraum hinweg im Darm angesammelt haben, langsam verbrannt.

Ayurweda lehrt, daß bestimmte Heil- und Gewürzpflanzen, wie Ingwer, schwarzer Pfeffer, Cayennepfeffer und Curry, deren medizinischer Wert auf ihren scharfen, hitzigen Eigenschaften beruht, während des Fastens verwendet werden können, um Gifte im Körper zu neutralisieren. In Form von Tee genommen, tragen sie dazu bei, *Agni* zu entfachen, das die Toxine verbrennt.

Beim Fasten ist auf körperliche Kraft und Ausdauer zu achten. Bei einem starken Nachlassen sollte man das Fasten beenden.

Bei Fieber, Erkältungen, Verstopfung oder arthritischen Schmerzen ist Fasten zu empfehlen. Wenn Toxine oder *Ama* im Dickdarm vorhanden sind, ist Fasten ebenfalls angezeigt.

Für den durchschnittlichen, gesunden Menschen ist Fasten mit warmem Wasser (1 bis 2 Liter täglich) an wenigstens einem Tag in der Woche zu empfehlen, wodurch das Verdauungssystem die Gelegenheit bekommt, sich auszuruhen.

Vitamine

Im Westen wird das Einnehmen von Vitaminen als ein Mittel angesehen, um Gesundheit herzustellen oder sie zu erhalten. Ärzte und Vertreter verschiedener Heilberufe verordnen ihren

Patienten routinemäßig Vitamine, und das Einnehmen massiver Gaben von Vitamin C zur Vorbeugung von Erkältungen ist eine übliche Maßnahme. Wenn die individuelle Konstitution jedoch nicht berücksichtigt wird, können solche Vitamingaben das Gleichgewicht der *Doshas* stören. Der Körper hat die Fähigkeit, die Vitamine, die er benötigt, selber zu erzeugen, und die Abhängigkeit von Vitaminen, die von außen zusätzlich zugeführt werden, ohne Berücksichtigung der individuellen Konstitution und des Zustandes von *Agni,* kann zu einem Übermaß an Vitaminen im Körper führen (Hypervitaminose).

Viele Menschen, die regelmäßig Vitamine und Mineralstoffe als Nahrungsergänzung einnehmen, leiden weiterhin an den Mangelzuständen, weswegen sie diese Ergänzungsmittel nehmen, da sie weder in der Lage sind, natürliche noch synthetische Vitamine richtig zu verdauen, zu assimilieren und zu absorbieren.

IX. Kapitel
Die Geschmacksempfindung

Das Element Wasser ist die Grundvoraussetzung für die Geschmacksempfindung. Um den Geschmack einer Substanz wahrnehmen zu können, muß die Zunge feucht sein. Versuchen Sie einmal, Ihre Zunge zu trocknen und dann eine kleine Menge Zucker oder Salz darauf zu tun. Sie werden den Geschmack nicht wahrnehmen können. Eine feuchte Zunge ist notwendig für die Geschmacksempfindung.

Es gibt sechs Geschmacksempfindungen: süß, sauer, salzig, scharf, bitter und zusammenziehend. Diese sechs grundlegenden Geschmacksempfindungen sind von den fünf Elementen hergeleitet. Die Empfindung von Süße enthält das Erd- und Wasserelement; das Saure Erde und Feuer, und das Salzige Wasser und Feuer. Die Geschmacksempfindung der Schärfe enthält Feuer und Luft; das Bittere Luft und Äther, und das Zusammenziehende Luft und Erde.

Menschen mit einer *Vata*-Konstitution sollten bittere, scharfe und zusammenziehende Substanzen im Übermaß meiden, die das Luft-Element vermehren und eine Neigung haben, Blähungen zu verursachen. Süß, sauer und salzig schmeckende Substanzen sind gut für Menschen, die eine *Vata*-Konstitution haben.

Menschen mit einer *Pitta*-Konstitution sollten saure, scharfe und zusammenziehende Substanzen, die das Feuer-Element im Körper stören, vermeiden. Die Geschmacksrichtungen süß, bitter und zusammenziehend sind von guter Wirkung für Menschen, die eine *Pitta*-Konstitution haben.

Kapha-Menschen sollten süß, sauer und salzig schmeckende Nahrungsmittel vermeiden, da sie das Wasser-Element im Körper verstärken. Sie sollten Nahrungsmittel auswählen, die einen scharfen, bitteren oder zusammenziehenden Geschmack haben.

Rasa, Virya und Vipak

Die ayurwedische Pharmakologie fußt auf den Begriffen von *Rasa, Virya* und *Vipak.* Diese Begriffe haben mit den subtilen Phänomenen zu tun, die mit der Geschmacksempfindung und den kalten und heißen Wirkungen von Speisen zusammenhängen. Organische und anorganische Substanzen rufen verschiedene Geschmacks- und Temperaturempfindungen hervor, wenn sie Mund, Magen, Dünn- und Dickdarm passieren.

Die erste Geschmackswahrnehmung, die dann entsteht, wenn eine Substanz auf die Zunge getan wird, heißt *Rasa.* Wenn eine Substanz geschluckt wird und in den Magen gelangt, entsteht unmittelbar oder später eine Empfindung von Hitze oder Kälte. Diese wird als *Virya* bezeichnet. Die *Virya*-Empfindung oder -Wirkung hat mit den erhitzenden oder kühlenden Eigenschaften einer Substanz zu tun. Nahrungsmittel haben auch eine Wirkung, die nach der Verdauung einsetzt und als *Vipak* bezeichnet wird. Zum Beispiel werden die meisten kohlehydrathaltigen Nahrungsmittel nach dem Kauen und ihrer Verdauung süß, so daß ihr 'Nachverdauungsgeschmack' oder *Vipak* süß ist.

Rasa, Virya und *Vipak* bilden die Grundlage der ayurwedischen Pharmakologie. Die tägliche Erfahrung hat ergeben, daß es zahlreiche andere Substanzen gibt, die eine spezifische Wirkung im Körper entfalten, die nicht durch diese Begriffe zu erklären ist. Um diese Wirkung zu bezeichen, benützte Charak den Begriff *Prabhav;* dies bedeutet wörtlich, spezifische Wirkung ohne Beziehung zu *Rasa, Virya* und *Vipak,* oder, die Ausnahme von der Regel. Die Vorstellung von *Rasa, Virya* und *Vipak* ist nicht nur auf Nahrungsmittel und Heilpflanzen anwendbar, sondern auch auf alles andere, wie Edelsteine, Steine, Minerale, Metalle, Farben, und läßt sich ebenfalls im Bereich des Geistes und der Gefühle anwenden. Die nachstehende Tabelle gibt die allgemeinen Regeln zur Bestimmung von *Rasa, Virya* und *Vipak* an. Bei jedem Geschmack wird auch ein Beispiel von *Prabhav,* oder einer Ausnahme, angeführt.

Rasa	Virya	Vipak	Prabhav
Süß	Kalt	Süß	Honig Heiß (*Virya*)
Sauer	Heiß	Sauer	Zitrone Kalt (*Virya*)
Salzig	Heiß	Süß	Tamari Kalt (*Virya*)
Scharf	Heiß	Scharf	Zwiebel Kalt (*Virya*)
Bitter	Kalt	Scharf	Curcuma Heiß (*Virya*)
Zusammen- ziehend	Kalt	Scharf	Granatapfel Süß (*Vipak*)

So haben im allgemeinen die süßen und salzigen Geschmacksrichtungen süßen *Vipak;* das Saure hat sauren *Vipak* und das Scharfe, Bittere und Zusammenziehende haben scharfen *Vipak*. *Rasa* und *Vipak* haben direkt mit dem Geschmack der Substanzen zu tun, während *Virya* sich auf ihre jeweils heißen und kalten Wirkungen bezieht.

Diese Drei üben einen direkten Einfluß auf die *Tridoshas* aus und beeinflussen auch die Ernährung und Umwandlung der Körpergewebe oder *Dhatus*. Diese Eigenschaften können nur durch individuelle Erfahrung verstanden werden. Die nachfolgenden Tabellen sollen dem Leser beim Verständnis von *Rasa, Virya* und *Vipak,* ihren Eigenschaften und Wirkungen, als Richtlinie dienen.

Tabelle 6
Die Geschmacksrichtungen und ihre Wirkungen

	SÜSS *(Erde & Wasser)*
Eigenschaft	Kühlend
Beispiele	Weizen, Reis, Milch, Kandiszucker, Zucker, Datteln, Süßholzwurzel, Rotklee, Pfefferminze, Slipery Elm (Ulmus fulva)*
Wirkungen	Anabolisch: vermindert *Vata & Pitta,* vermehrt *Kapha.* Fördert die Gesundheit des Körpers. Vermehrt *Rasa*, Wasser und *Ojas.* Fördert Kraft; lindert Durst; bewirkt ein Gefühl von Brennen. Nährt und beruhigt; und ist kalt.
Störungen	Vermehrt die Fettleibigkeit; bewirkt übermäßigen Schlaf, Schwere, Lethargie, Appetitsverlust, Husten, Diabetes, und abnormes Wachstum der Muskulatur.
	SAUER *(Erde & Feuer)*
Eigenschaft	Erhitzend
Beispiele	Joghurt, Käse, Grüne Trauben, Zitrone, Eibisch, Hagebutten, Tamarinde.
Wirkungen	Anabolisch: vermindert *Vata* & vermehrt *Pitta & Kapha.* Steigert den Wohlgeschmack der Speisen. Regt den Appetit an und schärft den Geist. Stärkt die Sinnesorgane. Bewirkt Absonderungen und Speichelfluß; ist leicht, heiß, ölig.
Störungen	Steigert den Durst, die Empfindlichkeit der Zähne, den Lidschluß, die Verflüssigung von *Kapha,* die Menge der Toxine im Blut, Ödeme, Geschwürsbildungen, Sodbrennen und Säure.
	SALZIG *(Wasser & Feuer)*
Eigenschaft	Erhitzend
Beispiele	Meeressalz, Steinsalz, Kelp
Wirkungen	Anabolisch: vermindert *Vata* & vermehrt *Pitta & Kapha.* Fördert die Verdauung. Wirkt krampflösend und abführend. Fördert den Speichelfluß. Hebt die Wirkung der anderen Geschmacksrichtungen auf. Bewirkt Flüssigkeitsretention, und ist schwer, ölig und heiß.
Störungen	Stört das Blut, bewirkt Ohnmacht und eine Erwärmung des Körpers, verschlimmert Hauterkrankungen. Verursacht Entzündungen, Störungen des Blutes, Magengeschwüre, Hautausschläge, Pickel und zu hohen Blutdruck.

	SCHARF *(Feuer & Luft)*
Eigenschaft	Erhitzend
Beispiele	Zwiebel, Rettich, Paprika, Ingwer, Knoblauch, Asa foetida, Cayennepfeffer.
Wirkungen	Katabolisch: vermindert *Kapha* & vermehrt *Vata & Pitta.* Hält die Mundhöhle sauber. Fördert die Verdauung und Absorption der Nahrung. Reinigt das Blut, heilt Hautkrankheiten, hilft Blutgerinsel aufzulösen, reinigt den Körper. Ist leicht, heiß und ölig.
Störungen	Vermehrt Hitze, Schweißabsonderung, bewirkt Ohnmacht, Empfindungen von Brennen im Hals, Magen und Herzen. Kann Magengeschwüre, Schwindel und Ohnmacht hervorrufen.
	BITTER *(Luft & Äther)*
Eigenschaft	Kühlend
Beispiele	Löwenzahnwurzel, Kardobenedikte (Cnicus benedictus*), Osha, Ampfer (Rumex crispus*), Rhabarber, frische Curcumawurzel, Bockshornklee, Enzianwurzel.
Wirkungen	Katabolisch: vermindert *Pitta & Kapha,* vermehrt Vata. Fördert andere Geschmacksrichtungen. Wirkt antitoxisch und keimtötend. Ein Gegenmittel bei Ohnmacht, Juckreiz und Empfindungen von Brennen im Körper. Leicht und kalt.
Störungen	Vermehrt Rauhigkeit, Abmagerung und Trockenheit. Vermindert Knochenmark und Samen. Kann Schwindel und eventuell Bewußtlosigkeit hervorrufen.
	ZUSAMMENZIEHEND *(Luft & Erde)*
Eigenschaft	Kühlend
Beispiele	Unreife Banane, Granatapfel, Myrrhe, kanadische Gelbwurz, (Hydrastis canadensis*), Curcuma, Alaun.
Wirkungen	Katabolisch: vermindert *Pitta & Kapha,* vermehrt *Vata.* Hat eine beruhigende Wirkung, ist aber verstopfend, bewirkt eine Zusammenziehung der Blutgefäße, Gerinnung des Blutes. Ist trocken, rauh und kalt.
Störungen	Vermehrt die Trockenheit des Mundes, Auftreibung, Verstopfung. Behindert die Sprache. Ein Zuviel an zusammenziehenden Substanzen kann das Herz schädigen.

*Hinzugefügt um Verwechslungen auszuschließen.

Tabelle 7

Die Eigenschaften und Wirkungen von *Rasa, Virya* und *Vipak*

Substanz	Geschmack							Erhitzend oder Kühlend		Wirkung nach der Verdauung			Eigenschaften und Wirkung auf die Tri-Doshas
	Süß	Zusammenziehend	Sauer	Bitter	Scharf	Salzig	Mild	Erhitzend	Kühlend	Süß	Scharf	Sauer	
FLEISCH													
Rind	●							●		●			Schwer, dicht, vermehrt *Pitta & Kapha,* vermindert *Vata.*
Huhn	●	●						●			●		Leicht, ölig, stärkend, und in Maßen bei *Vata, Pitta* und *Kapha* zu empfehlen.
Fisch (allgemein)	●							●		●			Schwer, ölig, geschmeidig. Fördert die Wärmebildung. Vermehrt *Pitta, & Kapha,* vermindert *Vata*.
Lamm	●	●						●		●			Schwer, kräftigend. Vermehrt *Vata, Pitta* und *Kapha.*
Schwein	●	●						●		●			Schwer, ölig, geschmeidig. Appetitanregend. Fördert die Schweißabsonderung. Vermehrt *Vata, Pitta* und *Kapha.*
Hase	●	●						●			●		Leicht, trocken und rauh. Vermehrt *Vata,* vermindert *Pitta & Kapha.*
MILCHPRODUKTE													
Butter (ungesalzen)	●	●							●	●			Ölig, geschmeidig. Wirkt Hämorrhoiden entgegen, fördert die Absorptionsprozesse im Darm. Vermehrt *Kapha,* vermindert *Vata & Pitta.*

Substanz	Geschmack							Erhitzend oder Kühlend		Wirkung nach der Verdauung			Eigenschaften und Wirkung auf die Tri-Doshas
	Süß	Zusammenziehend	Sauer	Bitter	Scharf	Salzig	Mild	Erhitzend	Kühlend	Süß	Scharf	Sauer	
Käse (ungesalzen)	●		●						●	●			Schwer, geschmeidig. Vermehrt *Pitta & Kapha,* vermindert *Vata*.
Kuhmilch	●								●	●			Leicht, ölig, geschmeidig. Vermehrt *Kapha,* vermindert *Vata & Pitta*.
Eier	●	●						●			●		Ölig, geschmeidig, schwer. Vermehrt *Pitta & Kapha,* vermindert *Vata.*
Ghee	●								●	●			Leicht, ölig, geschmeidig. Vermehrt *Kapha,* wenn es im Übermaß genommen wird. In Maßen genommen ist gut für *Vata, Pitta* und *Kapha.* Fördert die Verdauung und wirkt kräftigend.
Ziegenmilch	●	●							●	●			Leicht, lindert Husten, Fieber, Durchfall. Vermehrt *Vata* vermindert *Pitta & Kapha.*
Muttermilch	●								●	●			Leicht, ölig, geschmeidig. Verstärkt *Ojas.* Erhält das Gleichgeweicht von *Vata, Pitta* und *Kapha.*
Joghurt		●	●					●				●	Geschmeidig, ölig, fördert die Verdauung. Gut bei Durchfall, schmerzhaftem Harnabgang. Vermehrt *Pitta & Kapha,* vermindert *Vata*.

ÖLE									
Rizinusöl	●		●		●			●	Schwer, stechend, ölig. Lindert rheumatisches Fieber und Verstopfung. Vermehrt *Pitta* und *Kapha*, vermindert *Vata*.
Kokosnußöl	●					●	●		Relativ leicht, ölig, geschmeidig. Vermehrt *Kapha*, lindert *Vata & Pitta*.
Maisöl	●				●		●		Relativ leicht, ölig, geschmeidig. Vermehrt *Pitta*, in Maßen geeignet bei *Vata & Kapha*.
Öl (allgemein)	●				●		●		Schwer, ölig, geschmeidig und kräftigend. Vermehrt *Pitta & Kapha*, lindert *Vata*.
Safranöl	●			●	●			●	Relativ leicht, stechend, ölig. Reizend, wenn es im Übermaß gebraucht wird. Vermehrt *Pitta*, vermindert *Vata & Kapha*.
Sonnenblumenöl	●					●	●		Leicht, ölig, geschmeidig. Kräftigend. Gut bei *Vata, Pitta & Kapha*.
Senföl (aus weißem* Senf Sinapis alba)				●	●			●	Leicht, scharf, ölig. Lindert Arthritis und Überanstrengungen der Muskulatur, wenn es zusammen mit Rizinusöl äußerlich angewandt wird. Vermehrt *Pitta*, vermindert *Vata & Kapha*.
Sesamöl	●	●	●		●		●		Schwer, ölig, geschmeidig. Vermehrt *Pitta*, vermindert *Vata*, in Maßen geeignet für *Kapha*.
SÜSSMITTEL									
Honig (allgemein)	●	●			●		●		Trocken, rauh, schwer, vermindert Schleim. Bewirkt eine geringfügige Vermehrung von *Pitta*, vermindert *Vata & Kapha*.
Ahornsirup	●		●			●	●		Geschmeidig, ölig. Kann *Kapha* vermehren wenn es im Übermaß genommen wird. Lindert *Vata & Pitta*.

Substanz	Geschmack							Erhitzend oder Kühlend		Wirkung nach der Verdauung			Eigenschaften und Wirkung auf die Tri-Doshas
	Süß	Zusammenziehend	Sauer	Bitter	Scharf	Salzig	Mild	Erhitzend	Kühlend	Süß	Scharf	Sauer	
Rohrzucker (roh)	●								●	●			Schwer, geschmeidig, ölig, vermehrt Fettgewebe. Vermehrt *Kapha*. Lindert *Vata & Pitta*.
HÜLSENFRÜCHTE													
Schwarze Linsen	●							●		●			Stärkend. Vermehrt *Pitta & Kapha*. Vermindert *Vata*.
Kichererbsen	●	●							●	●			Schwer, trocken, rauh und stark austrocknend. Bewirkt Blähungen. Vermehrt *Vata,* lindert *Pitta & Kapha*.
Weiße Bohnen	●	●							●	●			Trocken, rauh, schwer, abführend. Vermehrt *Vata & Kapha,* vermindert *Pitta*.
Linsen (allgemein)	●	●							●	●			Trocken, rauh, schwer, austrocknend. Sollten in kleinen Mengen gegessen werden. Vermehrt *Vata & Kapha,* vermindert *Pitta*.
Mung Bohnen	●	●							●	●			Leicht, weich, vermehrt *Kapha,* vermindert *Vata & Pitta*.
Rote Linsen	●	●						●		●			Leicht verdaulich. Vermehrt *Pitta,* lindert *Vata & Kapha*.
Soja Bohnen	●	●							●	●			Schwer, ölig, geschmeidig. Abführend. Vermehrt *Vata & Kapha,* vermindert *Pitta.* Tofu eignet sich für *Vata & Pitta,* in Maßen für *Kapha*.

GEMÜSE												
Rote Beete	●							●				Schwer, geschmeidig. Lindert Anämie. Kann *Pitta & Kapha* vermehren, wenn sie im Übermaß gegessen wird. Vermindert *Vata*.
Brokkoli	●	●							●		●	Rauh, trocken. Vermehrt *Vata,* vermindert *Pitta & Kapha*.
Kohl	●	●							●		●	Rauh, trocken. Vermehrt *Vata,* vermindert *Pitta & Kapha.*
Karotten	●	●		●					●		●	Schwer, vermindert Hämorrhoiden. Vermehrt *Pitta,* wenn es im Übermaß gegessen wird. Vermindert *Vata & Kapha*.
Blumenkohl		●							●		●	Rauh, trocken. Vermehrt *Vata,* vermindert *Pitta & Kapha.*
Stangensellerie		●							●		●	Rauh, trocken, leicht, leicht verdaulich, verursacht Blähungen. Vermehrt *Vata,* lindert *Pitta & Kapha.*
Gurke	●	●							●	●		Schwer. Vermehrt *Kapha,* lindert *Vata & Pitta.*
Salat (Blatt)		●							●		●	Leicht, rauh, wäßrig. Leicht verdaulich, schafft ein Gefühl von Leichtigkeit im Körper, verursacht Blähungen, wenn er im Übermaß gegessen wird. Vermehrt *Vata,* lindert *Pitta & Kapha.*
Okra	●	●							●		●	Rauh, schleimig. Gut bei *Vata, Pitta & Kapha*.
Zwiebel (roh)					●			●			●	Schwer, regt den Geschlechtstrieb, den Appetit an, wirkt stärkend, und lindert Fieber bei äußerlicher Anwendung. Vermehrt *Vata & Pitta,* lindert *Kapha*.
Kartoffel	●	●				●			●	●		Trocken, rauh, leicht. Vermehrt *Vata,* vermindert *Pitta & Kapha.*
Rettich					●			●			●	Lindert Blähungen und fördert die Verdauung. Kann *Pitta* vermehren, vermindert *Vata & Kapha*.

Substanz	Geschmack							Erhitzend oder Kühlend		Wirkung nach der Verdauung			Eigenschaften und Wirkung auf die Tri-Doshas
	Süß	Zusammenziehend	Sauer	Bitter	Scharf	Salzig	Mild	Erhitzend	Kühlend	Süß	Scharf	Sauer	
Spinat		●							●		●		Rauh, trocken. Vermehrt *Vata & Pitta,* vermindert *Kapha.*
Sprossen (allgemein)		●					●		●	●			Leicht verdaulich. Können *Vata* verschlimmern, wenn sie im Übermaß gegessen werden. Gut für *Pitta & Kapha*.
Tomate	●		●					●				●	Leicht, feucht. Vermehrt *Vata, Pitta & Kapha*.
Zuchini	●	●							●		●		Feucht, leicht. Kann *Kapha* vermehren, ist gut bei *Vata,* lindert *Pitta.*
OBST													
Apfel	●	●							●	●			Leicht, rauh, Vermehrt *Vata,* vermindert *Pitta,* in kleinen Mengen gut für *Kapha*.
Banane	●	●							●			●	Geschmeidig, schwer. In größeren Mengen abführend. Vermehrt *Pitta & Kapha,* vermindert *Vata*.
Kokosnuß	●								●	●			Ölig, geschmeidig, stärkend. Vermehrt *Kapha,* wenn sie im Übermaß gegessen wird, lindert *Vata & Pitta.*
Feigen (reif)	●	●							●	●			Schwer, nährend. Verzögert die Verdauung. Vermehrt *Kapha,* lindert *Vata & Pitta*.
Trauben (dunkel)	●	●	●						●	●			Geschmeidig, wäßrig, stärkend und abführend. Vermehrt *Kapha,* vermindert *Vata & Pitta*.

Melonen (allgemein)	●								●	●		Schwer, wäßrig. Vermehrt *Kapha,* lindert *Vata & Pitta.* Wassermelone vermehrt *Vata*.
Orange	●		●					●		●		Schwer, appetitanregend, schwer verdaulich. Vermehrt *Pitta & Kapha,* vermindert *Vata*.
Pfirsich	●	●						●		●		Schwer, wäßrig. Vermehrt *Pitta & Kapha,* vermindert *Vata*.
Birne	●	●							●	●		Schwer, trocken, rauh. Vermehrt *Vata,* vermindert *Pitta & Kapha.*
Pflaume (süß)	●	●						●		●		Schwer, wäßrig. Vermehrt *Pitta & Kapha,* vermindert *Vata*.
Granatapfel	●	●	●						●	●		Geschmeidig, ölig, fördert die Verdauung und die Bildung roter Blutkörperchen bei Anämie. Vermehrt *Vata,* vermindert *Pitta & Kapha*.
KRÄUTER UND GEWÜRZE												
Anis					●			●			●	Leicht, fördert die Verdauung, entgiftendes Mittel. Vermehrt *Pitta,* vermindert *Vata & Kapha.*
Schwarzer Pfeffer					●			●			●	Leicht, trocken, rauh. Fördert die Verdauung. Vermehrt *Pitta,* regt *Vata* an, lindert *Kapha.*
Kardamon	●				●			●		●		Fördert die Verdauung und ist gut für das Herz. Verbessert den Geruch des Atems. Kann *Pitta* anregen, wenn es im Übermaß genommen wird, lindert *Vata & Kapha*.
Selleriesamen					●			●			●	Leicht, bessert Übelkeit. Vermehrt *Pitta,* vermindert *Vata & Kapha.*
Zimt	●			●	●			●		●		Lindert Durst, regt die Speichelabsonderung an. Lindert Trockenheit des Mundes. Regt *Kapha* an, vermindert *Vata & Pitta*.
Nelken					●			●			●	Fördert die Verdauung. Verbessert den Geschmack der Speisen. Vermehrt *Pitta,* vermindert *Vata & Kapha*.

Substanz	Geschmack							Erhitzend oder Kühlend		Wirkung nach der Verdauung			Eigenschaften und Wirkung auf die Tri-Doshas
	Süß	Zusammenziehend	Sauer	Bitter	Scharf	Salzig	Mild	Erhitzend	Kühlend	Süß	Scharf	Sauer	
Koriander		●			●				●	●			Ölig, trocken, leicht. Behebt Gefühle des Brennens beim Wasserlassen. Fördert die Absorptionsprozesse. Vermehrt *Vata & Kapha,* lindert *Pitta*.
Kümmel		●		●	●			●			●		Leicht, ölig, geschmeidig. Fördert die Verdauung, lindert Durchfall. Regt *Pitta* an, vermindert *Vata & Kapha.*
Bockshornkleesamen		●		●				●			●		Trocken. Nützlich bei Fieber und Arthritis. Im Übermaß verwendet, vermehren sie *Vata & Pitta* und vermindern *Kapha*.
Knoblauch					●			●			●		Ölig, geschmeidig, schwer, antirheumatisch. Gut bei Husten und Würmern. Vermehrt *Pitta,* lindert *Vata & Kapha*.
Ingwer (Pulver)					●			●		●			Leicht, trocken, rauh, fördert die Verdauung. Entgiftendes Mittel. Vermehrt *Pitta,* wenn er im Übermaß genommen wird. Lindert *Vata & Kapha.*
Senfsamen					●			●			●		Ölig, leicht, stechend, lindert Muskelschmerzen. Vermehrt *Pitta,* vermindert *Vata & Kapha.*
Safran	●	●							●	●			Geschmeidig, lindert Hämorrhoiden, bessert Erbrechen. Wirkt blutstillend. Vermehrt *Vata & Kapha,* lindert *Pitta.*

Salz (allgemein)						●		●		●		Schwer, rauh. Fördert die Verdauung, bewirkt Retention von Flüßigkeiten und hohen Blutdruck. Vermehrt *Pitta & Kapha*, lindert *Vata*.
Sesam	●	●		●				●			●	Schwer, ölig, geschmeidig, kräftigend. Vermehrt *Pitta & Kapha*, vermindert *Vata*.
Curcuma		●		●	●			●			●	Hilft bei Diabetes, fördert die Verdauung. Vermehrt, im Übermaß genommen, *Vata & Pitta*, lindert *Kapha*.
GETREIDE												
Gerste	●	●							●	●		Leicht. Von diuretischer Wirkung. Vermehrt *Vata*, vermindert *Pitta & Kapha*.
Basmati Reis	●								●	●		Leicht, weich, geschmeidig, nährend. Vermindert *Vata & Pitta*. In kleinen Mengen bei *Kapha* geeignet.
Brauner Reis	●							●		●		Schwer, vermehrt *Pitta & Kapha*, vermindert *Vata*.
Buchweizen	●	●						●		●		Leicht und trocken. Vermehrt *Vata & Pitta*, vermindert *Kapha*.
Mais	●							●		●		Leicht, trocken. Vermehrt *Vata & Pitta*, vermindert *Kapha*.
Hirse	●							●		●		Leicht, trocken. Vermehrt *Vata & Pitta*, vermindert *Kapha*.
Hafer (trocken)	●							●		●		Schwer. Trockener Hafer vermehrt *Vata & Pitta*, vermindert *Kapha*. Gekochter Hafer vermehrt *Kapha*, vermindert *Vata & Pitta*.
Roggen	●	●						●		●		Leicht, trocken. Vermehrt *Vata & Pitta*, vermindert *Kapha*.
Weizen	●								●	●		Schwer, vermehrt *Kapha*, vermindert *Vata & Pitta*.
Weißer Reis	●								●	●		Leicht, weich, geschmeidig. Wenig Nährwert. Gut bei *Kapha* in kleinen Mengen. Vermindert *Vata & Pitta*.

Substanz	Geschmack							Erhitzend oder Kühlend		Wirkung nach der Verdauung			Eigenschaften und Wirkung auf die Tri-Doshas
	Süß	Zusammenziehend	Sauer	Bitter	Scharf	Salzig	Mild	Erhitzend	Kühlend	Süß	Scharf	Sauer	
NÜSSE UND SAMEN													
Mandeln	●							●		●			Schwer, ölig. Vermehrt *Pitta & Kapha,* vermindert *Vata.* Erhöht die Spannkraft, Aphrodisiakum, verjüngendes Mittel.
Cashew Nüsse	●							●		●			Schwer, ölig. Vermehrt *Pitta & Kapha,* vermindert *Vata.* Aphrodisiakum.
Erdnuß	●	●						●		●			Schwer, ölig. Vermehrt *Pitta & Kapha.* In Maßen genommen, gut für *Vata.*
Kürbissamen	●	●		●				●			●		Schwer, trocken, beseitigt Würmer & Parasiten. Vermehrt *Pitta & Kapha,* vermindert *Vata*.
Sonnenblumenkerne	●	●						●		●			Schwer, ölig. Vermehrt *Pitta & Kapha* geringfügig, vermindert *Vata*.
Walnuß	●	●						●		●			Schwer, trocken. Vermehrt *Pitta & Kapha,* vermindert *Vata.*

Anmerkung: Die einzelnen Nahrungsmittel haben eine 'Langzeitwirkung' auf die Tri-Doshas (siehe Tabelle 5) während die Eigenschaften und Wirkungen von *Rasa, Virya* und *Vipak* eine kurzzeitige Wirkung auf die Tri-Doshas entfalten.

X. Kapitel
Lebensweise und Tagesablauf

Nach ayurwedischer Ansicht spielt der Tagesablauf für die Gesundheit eine wichtige Rolle. Ein natürliches Leben ist ein Leben, das der individuellen Konstitution gemäß geregelt wird. Alle täglichen Dinge, wie die Zeit des Aufstehens, der Pflege und Reinigung des Körpers und der Meditation, sollten einem geregelten Tagesablauf unterstehen.

Frühmorgens, am besten vor Sonnenaufgang, sollte man aufwachen, Wasser lassen und Stuhlgang haben und Zähne und Mund reinigen. Danach sollte man Zunge, Augen, Nase und Hals anschauen und sie reinigen. Durch die Untersuchung der Zunge ist es möglich, pathologische Veränderungen in den jeweiligen Organen festzustellen. Nach dieser Untersuchung hilft ein Glas warmes Wasser, die Nieren und den Dickdarm zu reinigen. Um die Zunge zu reinigen, sollte man sich eines Silberbesteckes bedienen, wodurch nicht nur die Zunge massiert wird, sondern auch die inneren Organe, die mit den jeweiligen Zungenarealen zusammenhängen.

Man sollte dann den Körper mit Öl massieren und ein Bad nehmen, was ein Gefühl von Frische und Wachheit schafft. Nach dem Bad sollte man zur Meditation und den Bewegungsübungen bequeme Kleidung anziehen. Atemübungen sind ebenfalls ein wichtiger Bestandteil einer gesunden Lebensweise. Nach den Übungen sollte man bequem auf dem Rücken liegend ausruhen, mit ausgestreckten Armen und Beinen und vom Bauchraum atmen.

Nach den verschiedenen Übungen und der Meditation kann man frühstücken. Das Mittagessen sollte, wenn möglich, vor zwölf Uhr eingenommen werden und das Abendessen vor dem Sonnenuntergang. Am besten sollte man vor zehn Uhr abends schlafengehen.

Diese Lebensweise ist dem Energiefluß im Körper und in der

äußeren Umwelt angepaßt. Um den höchsten Nutzen aus diesem Tagesablauf zu ziehen, ist es notwendig, sich zu allen Zeiten dieses Energieflusses bewußt zu sein.

Je nach individueller Konstitution können andere Übungen dem Tagesablauf hinzugefügt werden. Eine abendliche Ölmassage ist zum Beispiel Menschen mit einer *Vata*-Konstitution zu empfehlen.

Bestimmte Schlafgewohnheiten sind empfehlenswert. Da die linke Seite des Menschen die weibliche oder Mond-Energie und die rechte Seite die männliche oder Sonnen-Energie enthält, hat die Lage, in der man schläft, einen bedeutenden Einfluß auf die Konstitution und das Gleichgewicht der Energien im Körper. Schläft man immer auf der linken Seite, wird die Mond-Energie unterdrückt und die Sonnen-Energie verstärkt, was zum Entstehen von *Pitta* im Körper führen kann. So sollte also ein Mensch mit einer *Pitta*-Konstitution auf der rechten Seite schlafen. Wenn man auf der linken Seite schläft, wird die Mond-Energie unterdrückt und die Sonnen-Energie geöffnet. Diese Schlafhaltung ist für *Vata*- und *Kapha*-Menschen zu empfehlen.

Empfehlungen für ein kreatives, gesundes Leben

Tagesablauf

- Vor Sonnenaufgang aufwachen.
- Nach dem Aufstehen sollten Blase und Darm entleert werden.
- Baden Sie täglich, um ein Gefühl körperliche Frische zu schaffen.
- Zwölf Pranayamas morgens oder abends schaffen ein Gefühl geistiger und körperlicher Frische.
- Nach acht Uhr morgens sollte man nicht mehr frühstücken.
- Vor und nach den Mahlzeiten sollte man die Hände waschen.
- Nach den Mahlzeiten Zähne putzen.
- Machen Sie einen kurzen Spaziergang fünfzehn Minuten nach dem Essen.
- Essen Sie in Stille und richten Sie Ihr Bewußtsein auf das, was Sie essen.

- Massieren Sie das Zahnfleisch täglich mit ihrem Finger und etwas Sesamöl.
- Fasten Sie einmal in der Woche, um die Toxine im Körper zu reduzieren.
- Gehen Sie vor 22 Uhr schlafen.

Ernährung und Verdauung

- Ein Teelöffel frisch gemahlener Ingwer mit einer Prise Salz ist ein gutes appetitanregendes Mittel.
- *Lassi* (Buttermilch) mit ein wenig Ingwer oder Kümmel fördert die Verdauung.
- Ein Teelöffel *Ghee* mit Reis fördert die Verdauung.
- Ein Glas roher, warmer Milch mit Ingwer vor dem Schlafengehen nährt den Körper und beruhigt den Geist.
- Überessen ist ungesund.
- Wassertrinken unmittelbar vor oder nach dem Essen hat einen schlechten Einfluß auf die Verdauung.
- Anhaltendes Fasten ist ungesund.
- Übermäßiges Wassertrinken kann zu Fettleibigkeit führen.
- Übermäßiger Genuß von kalten Getränken vermindert die Widerstandskraft und erzeugt übermäßigen Schleim.
- Heben Sie Wasser in einem Kupfergefäß auf oder legen Sie Kupfermünzen in das Wasser. Das Wasser ist gut für Leber und Milz.
- Nach dem Mittagessen schlafen vermehrt Kapha und das Körpergewicht.

Körperhygiene

- Wenn möglich, sollte man täglich seinen Blick fünf Minuten auf die Strahlen der Sonne richten, um die Sehkraft zu verbessern.
- Morgens und abends einen Blick 10 Minuten auf eine ruhige Flamme richten, hilft die Sehkraft zu verbessern.
- Man sollte die natürlichen Bedürfnisse des Körpers nicht unterdrücken, wie Stuhldrang, Harndrang, Niesen, Gähnen, Aufstossen und das Abgehen von Winden.
- Bei Fieber sollte man fasten und Ingwertee trinken.
- Das Einreiben der Fußsohlen mit Sesamöl vor dem Schlafengehen bewirkt einen ruhigen Schlaf.

- Das Einreiben von Öl am Kopf beruhigt den Geist und fördert einen festen Schlaf.
- Eine Massage mit Öl fördert den Kreislauf und behebt übermäßiges *Vata*.
- Schlafen Sie nicht auf dem Bauch.
- Das Lesen im Bett schadet der Sehkraft.
- Mundgeruch kann ein Anzeichen sein für Verstopfung, schlechte Verdauung, unhygienische Verhältnisse im Mundraum und Toxine im Darm.
- Körpergeruch zeigt das Vorhandensein von Toxinen im Körper an.
- Fünfzehn Minuten auf dem Rücken liegen *(Shavasan)* beruhigt den Geist und entspannt den Körper.
- Die Haare direkt nach dem Waschen trocknen verhindert Nebenhöhlenerkrankungen.
- Gewaltsames Schneuzen kann den Ohren, Augen und der Nase schädlich sein.
- Anhaltendes Nasenbohren und Jucken am Anus kann ein Anzeichen für Würmer sein.
- Lange Fingernägel können unhygienisch sein.
- Die Gelenke so zu bewegen, oder an ihnen zu ziehen, daß sie krachen, kann dem Körper schaden (verursacht Störungen von *Vata*).
- Wiederholtes Onanieren kann dem Körper abträglich sein (verursacht Störungen von *Vata*).
- Geschlechtsverkehr während der Regel ist schädlich (verursacht Störungen von *Vata*).
- Warme Milch mit rohen Cashewnüssen und braunem Zucker nach dem Geschlechtsverkehr fördert die Kraft und trägt zur Erhaltung der sexuellen Energie bei.
- Oraler und analer Geschlechtsverkehr sind unhygienisch (verursacht Störungen von *Vata*).
- Geschlechtsverkehr unmittelbar nach dem Essen schadet dem Körper.
- Während der Regel sind körperliche Anstrengungen wie Yoga oder Laufen zu vermeiden.

Geistige Hygiene

- Angst und Nervosität zerstreuen Energie und bewirken Störungen von *Vata*.
- Besitzgier, Gier und Verhaftung vermehren *Kapha.*
- Sich übermäßig sorgen schadet dem Herzen.
- Haß und Zorn schaffen Toxine im Körper und bewirken Störungen von *Pitta.*
- Übermäßiges Reden zerstreut Energie und bewirkt Störungen von *Vata*.

XI. Kapitel
Die Zeit

Wie die Materie ist auch die Zeit meßbar. Die Zeit schreitet fort, und wir messen ihre Bewegung mit der Hilfe von bestimmten Maßeinheiten: Sekunden, Minuten, Stunden, Tage, Wochen, Monate und Jahre. Es gibt auch Zeiteinteilungen innerhalb des Tages: Morgen, Mittag, Nachmittag, Abend, Mitternacht und Tagesanbruch und die Einteilung des Jahres in die verschiedenen Jahreszeiten.

Die Körpersäfte sind, wie die Zeit, dauernd in Bewegung. Die Bewegung der *Tridoshas* und die Bewegung oder das Verstreichen der Zeit stehen in einer bestimmten Beziehung zueinander. Das Ab- und Zunehmen dieser drei Körpersäfte hängt mit den Kreisläufen der Zeit zusammen. Morgens, von Sonnenaufgang bis zehn Uhr ist die *Kapha*-Zeit. Durch das Vorherrschen von *Kapha* zu dieser Zeit fühlt man sich energisch und frisch und auch ein wenig schwer. Am Vormittag vollzieht sich langsam der Wechsel von *Kapha* zu *Pitta.* Zwischen 10 und 14 Uhr wird *Pitta* abgesondert, und der Hunger nimmt zu. Man fühlt sich hungrig, leicht und heiß. Von 14 Uhr bis zum Sonnenuntergang ist die *Vata*-Zeit, in der man sich aktiv, leicht und geschmeidig fühlt. Am frühen Abend, von ungefähr 18 Uhr bis 22 Uhr, ist wieder *Kapha*-Zeit, eine Zeit von kühler Luft, Trägheit und wenig Energie. In der Zeit zwischen 22 Uhr und 2 Uhr morgens, wenn das Essen verdaut wird, liegen die Hauptstunden von *Pitta.* Früh am Morgen, vor dem Sonnenaufgang, ist wieder eine *Vata*-Zeit. *Vata* schafft Bewegung, und zu dieser Zeit stehen die Menschen auf, lassen Wasser und haben Stuhlgang.

Das Frühstück sollte früh am Morgen, ungefähr zwischen sieben und acht Uhr, eingenommen werden. *Pitta*- und *Vata*-Menschen sollten frühstücken, da das Essen zu einer *Kapha*-Zeit *Kapha* im Körper vermehrt. Menschen mit einer *Kapha*-Konstitution sollten jedoch auf das Frühstück verzichten. Die beste Zeit für das Mittagessen ist zu Beginn der *Pitta*-Zeit zwischen zehn und elf Uhr am Vormittag.

Man sollte lieber zu den Zeiten essen, zu denen die Sonne am Himmel steht, denn die Sonne ist der beste Freund des Menschen. Wenn spät nachts gegessen wird, kommt es zu einer vollständigen Veränderung der Biochemie des Körpers; der Schlaf wird gestört, und man wird beunruhigende Träume haben, so daß man sich beim Aufwachen nicht ausgeschlafen fühlt. Wenn man um 18 Uhr zu Abend ißt, wird der Magen um 21 Uhr leer sein, und man wird einen festen Schlaf haben. Wenn die Essenszeiten so verändert werden, daß sie dem Rhythmus der *Tridoshas* angepaßt sind, wird sich eine drastische Veränderung der Lebensgewohnheiten damit vollziehen.

Nicht nur die Tageszeiten, sondern auch die Jahreszeiten haben einen Bezug zu den Bewegungen der *Tridoshas.* Im Herbst, im September, Oktober und November fallen die Blätter, es ist windig, und die Temperaturen beginnen zu sinken. In dieser Jahreszeit herrscht *Vata* vor. Der Winter dauert von Dezember bis Februar. Es ist eine Zeit der Wolken, des Schnees und der kalten Temperaturen. Dieses Wetter vermehrt *Kapha,* und Erkrankungen wie Erkältungen, Kongestionen, Husten, Bronchitis und Halsentzündungen herrschen vor.

Im Frühjahr, von März bis Ende Mai, vollzieht sich der Übergang von Winter zu Sommer. Die Zeit, in der *Kapha* zu Störungen neigt, ist das zeitige Frühjahr, während es bei *Pitta* der Spätfrühling ist. Im zeitigen Frühjahr verflüssigt sich das angesammelte *Kapha* des Winters und trocknet langsam aus. Die Hitze des späteren Frühjahrs vermehrt die Hitze von *Pitta* im Körper, wodurch das Auftreten von *Pitta*-Störungen wie Sommerdurchfall, brennende Augen, Sonnenbrand, Nesselsucht, Hautausschläge, Dermatitis und brennende Füße gefördert wird. Es kann daher aufgezeigt werden, daß die unterschiedlichen Veränderungen der Tages- und Jahreszeiten Veränderungen der Körpersäfte *Vata, Pitta* und *Kapha* hervorrufen. Ein Bewußtsein dieser Veränderungen hilft eine Verbindung zu dem Fluß der Energie in der äußeren und inneren Umwelt herzustellen.

Diagramm 9

Tri-Dosha Mandala
Jahres- und Tageszeiten

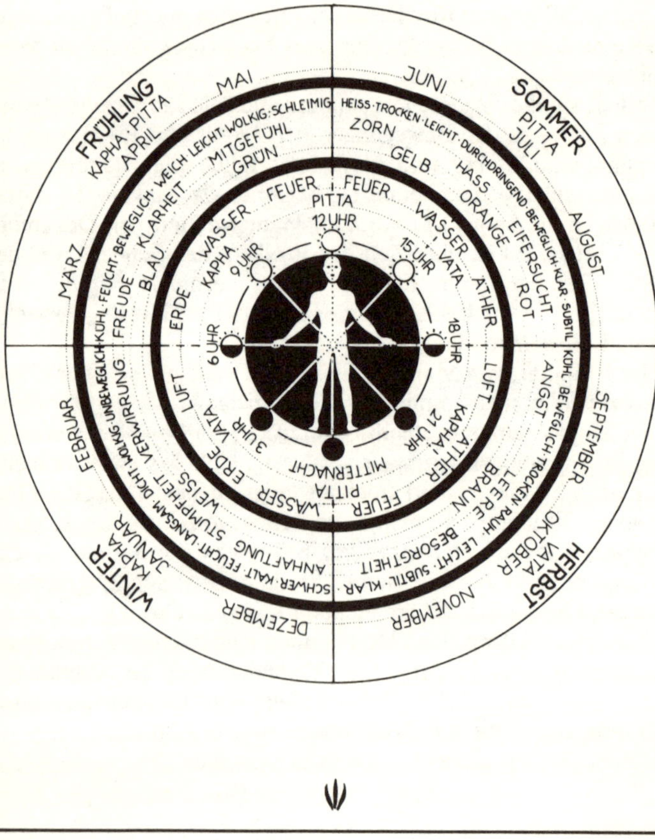

Sonne und Mond

Der Begriff der Zeit umfaßt nicht nur die Maßeinheiten der Uhrzeit und des Kalenders, sondern auch die Mondphasen und den Fluß der Sonnenenergie. Alle diese Veränderungen haben eine Beziehung zu den Körpersäften. Die Sonne hat einen Bezug zum Bewußtsein des Menschen, der Mond hingegen zum Geist, von dem die wechselnden Gefühlslagen und die geistigen Fähigkeiten ausgehen. Der Mond ist die Göttin des Wassers, die *Kapha* regelt und bestimmt. Mond und *Kapha* werden die gleichen Eigenschaften zugeordnet; kühl, weiß, langsam und dicht. Zur Zeit des Vollmondes ist *Kapha* im Körper verstärkt und neigt zu Störungen, während in der äußeren Umwelt das Wasserelement angeregt ist. Zu dieser Zeit schwillt das Wasser im Meer an und bewirkt die Flut, was ein Übermaß an Wasser in allen Lebensformen verusacht. Menschen, die an *Kapha*-bedingtem Asthma oder *Kapha*-bezogener Epilepsie leiden, werden eine Häufung der Anfälle zur Zeit des Vollmondes erleben, wie auch Frauen in dieser Zeit mehr zu Menstruationskrämpfen neigen.

Astrologie

Der Begriff der Zeit umfaßt auch die Bewegungen der Planeten, die in einer engen Beziehung zu den Körperorganen stehen. Aufgrund des großen Einflusses der Planeten auf Geist, Körper und Bewußtsein ist es von allen Zeitbegriffen die astrologische Zeit, die die größte Bedeutung für das Nervensystem des Menschen hat.

Jeder Planet hat einen Bezug zu einem bestimmten 'Körpergewebe'. Mars, der rote Planet, hat eine Beziehung zum Blut und zur Leber. Die Leber ist der Sitz der Gallenflüssigkeit, die durch Feuer, *Pitta,* charakteristiert ist. Mars beeinflußt die Funktion der Leber und Störungen, die dort entstehen. Dieser Planet kann sowohl andere *Pitta*-Erkrankungen, wie vermehrte Toxine im Blut, als auch Nesselsucht und Akne bewirken. Magengeschwüre und Kolitis ulcerosa werden durch die Einwirkungen des Mars verschlimmert.

Saturn ist ebenfalls ein starker Planet mit tiefgreifenden Wirkungen. Seine Energie verursacht Erkrankungen wie unter anderem Muskelschwund und Abmagerung. Für Störungen, die Samen, Prostata, Hoden und Eierstöcke betreffen, ist Venus verantwortlich, während die Denkfähigkeit und ihre Störungen dem Merkur unterstehen.

Die verschiedenen Lebensalter

Es gibt nicht nur die zeitliche Einteilung der Planetenbewegungen, sondern auch diejenige der Zyklen des menschlichen Lebens. Der Ablauf der Zeit im Leben des einzelnen Menschen ist mit einem *Vata-Pitta-Kapha*-Zyklus verknüpft. Nach ayurwedischer Lehre gibt es drei wichtige Marksteine im menschlichen Leben: die Kindheit, das Erwachsenenalter und das Alter. Die Kindheit ist die *Kapha*-Zeit, und Kinder leiden eher an *Kapha*-Störungen wie Lungenkongestionen, Husten, Erkältungen und Verschleimungen. Muttermilch oder Kuhmilch ist die alleinige Nahrung des Säuglings, was *Kapha* verstärken kann. Dieser *Kapha*-Zeitraum dauert von der Geburt bis zum 16. Lebensjahr.

Das Erwachsenenalter dauert vom 16. bis zum 50. Lebensjahr. Dieser Zeitraum ist die Zeit von *Pitta,* in der der Mensch aktiv und voller Vitalität ist. *Pitta*-Störungen sind häufig zu dieser Zeit.

Das Alter ist die *Vata*-Zeit. In dieser Zeit treten *Vata*-Störungen wie Zittern, Abmagerung, Atemnot, Arthritis, Gedächtnisverlust und Faltenbildung der Haut auf.

XII. Kapitel
Langlebigkeit

Vom Zeitpunkt der Geburt bis zu seinem Tod ist der Körper in einer ständigen Auseinandersetzung mit den Alterungsprozessen begriffen. Da es der ständige Abbau von Körpergewebe und Organen auf der zellulären Ebene ist, der zum Verfall und zur Degeneration führt, muß die Regeneration auf der zellulären Ebene stattfinden. Bei der Erhaltung der zellulären Gesundheit und der Förderung der Langlebigkeit spielen die *Tridoshas* eine sehr wichtige Rolle. Bei der Aufrechterhaltung der Tätigkeiten der Milliarden von Zellen, aus denen der menschliche Körper zusammengesetzt ist, spielen die einzelnen *Doshas* eine lebenswichtige Rolle. *Kapha* erhält die Langlebigkeit auf der zellulären Ebene. *Pitta* regelt die Verdauung und Nutrition. *Vata,* das mit der Lebensenergie *Prana* eng verwandt ist, regelt alle Lebensfunktionen.

Auf einer tieferen Ebene ist es notwendig, unter den drei subtilen Essenzen im Körper, *Prana, Ojas* und *Tejas,* einen Zustand des Gleichgewichts herzustellen, um den Alterungsprozessen entgegenzuwirken. Die Tätigkeiten von *Prana, Ojas* und *Tejas* entsprechen, auf einer tieferen Ebene der Schöpfung, den Tätigkeiten von *Vata, Pitta* und *Kapha.* Richtige Ernährung, Bewegung und Lebensweise kann ein Gleichgewicht unter diesen drei subtilen Essenzen herstellen und ein langes Leben ermöglichen.

Prana ist die Lebensenergie, die die Atmung, den Sauerstofftransport und den Kreislauf durchführt und auch die motorischen und sensorischen Funktionen regelt. Die vitale Kraft von *Prana* entfacht das zentrale Feuer des Körpers *(Agni).* Die natürliche Intelligenz des Körpers wird durch *Prana* spontan ausgedrückt. Wenn ein Kind zum Beispiel einen Eisen- oder Kalkmangel hat, wird die natürliche Intelligenz des Körpers, von *Prana* gelenkt, das Kind veranlassen, Erde zu essen, die die Quelle dieser Mineralstoffe ist.

Der Kopf ist der Sitz von *Prana,* und *Prana* regelt alle höheren zerebralen Tätigkeiten. Die Funktionen des Geistes, das Gedächtnis, die Gedanken und Gefühle unterstehen alle der Kontrolle von *Prana.* Die physiologischen Funktionen des Herzens werden ebenfalls durch *Prana* geregelt. Vom Herzen tritt *Prana* in das Blut und regelt so die Sauerstoffversorgung in allen *Dhatus* und lebenswichtigen Organen.

Die biologischen Funktionen der zwei anderen subtilen Essenzen, *Ojas* und *Tejas,* unterstehen dem *Prana.* Während der Schwangerschaft ist der Nabel des Fötus die Hauptpforte, durch die *Prana* in die Gebärmutter und den Körper des Fötus eintritt. Dieses *Prana* regelt auch den Kreislauf von *Ojas* im Fötus. Bei allen Menschen, sogar beim Ungeborenen, kann eine Störung von *Prana* das Gleichgewicht von *Ojas* und *Tejas* stören und umgekehrt.

Ojas ist die Essenz der sieben *Dhatus* oder Körpergewebe. *Ojas* ist die vitale Energie, die das hormonelle Gleichgewicht regelt. Das feinstoffliche Element *Shukralartav,* das die Essenz aller *Dhatus* ist, hat seinen Sitz im Herzen. *Ojas* ist die vitale Energie, die mit der Hilfe von *Prana* die Lebensfunktionen regelt. *Ojas* enthält alle fünf Grundelemente und alle lebenswichtigen Substanzen der Körpergewebe und ist verantwortlich für das Immunsystem und die geistige Intelligenz.

Da *Ojas* einen Bezug zu *Kapha* hat, bewirken Verschlimmerungen von *Kapha* Störungen von *Ojas* und umgekehrt. Störungen von *Ojas* verursachen *Kapha*-bezogene Störungen wie Diabetes, übermäßige Beweglichkeit von Knochen und Gelenken und Taubheit der Extremitäten. Ist *Ojas* vermindert, entstehen *Vata*-bezogene Reaktionen wie Angst, allgemeine Schwäche, Wahrnehmungsausfälle der Sinne, Bewußtseinsverlust und Tod. Ein ausgeglichener Zustand von *Ojas* ist notwendig für die biologische Kraft und die Abwehrkraft des Körpers.

Ghee trägt zur Steigerung von *Ojas* bei. Da die Muttermilch *Ojas* im Körper des Kindes fördert, ist es wichtig, daß das Kind Muttermilch erhält, um biologische Kraft zu entwickeln. Während des achten Schwangerschaftsmonates gelangt *Ojas* vom Mutterleib zum Fötus. Wenn die Geburt vorzeitig, vor der Übermittelung von *Ojas* stattfindet, wird der Säugling Überlebensschwierigkeiten haben. Dieses Phänomen zeigt die große Bedeutung von *Ojas* bei der Erhaltung der Lebensfunktionen auf. Für die Langlebigkeit ist Ojas genauso wichtig wie für den Lebensanfang.

Auf der psychologischen Ebene ist *Ojas* für Mitgefühl, Liebe, Friede und Kreativität verantwortlich. Durch *Pranayama,* spirituelle Disziplin und *tantrische* Methoden kann man *Ojas* in spirituelle Kraft umwandeln. Diese mächtige spirituelle Energie erzeugt eine Aura oder einen Lichtschein um das Kronen-Chakra herum. Ein Mensch mit starkem *Ojas* ist attraktiv, mit leuchtenden Augen und einem spontanen und beruhigenden Lächeln. Ein solcher Mensch ist voller spiritueller Energie und Kraft. Diese Eigenschaften können durch spirituelle Praktiken und sexuelle Enthaltsamkeit gesteigert werden.

Wer sich übermäßig sexuell betätigt und onaniert, zerstreut die *Ojas*-Energie im Augenblick des Orgasmus. Eine Schwächung von *Ojas,* das sich unmittelbar auf die Abwehrkraft des Körpers auswirkt, wird die Folge sein. Ein solcher Mensch wird anfällig für psychosomatische Erkrankungen. Siehe Rezeptteil — Anhang C: *Mandelgetränk.*

Tejas ist die Essenz eines sehr subtilen Feuers, das den Stoffwechsel durch das Enzymsystem regelt. *Agni,* das zentrale Feuer im Körper, fördert die Verdauung, die Absorbtion und die Assimilation der Nahrung. Die weitere Umwandlung der Nahrungsbestandteile in subtile Gewebeformen wird durch eine subtile Ebene von *Agni*-Energie geregelt — dies ist *Tejas. Tejas* ist notwendig für die Ernährung und die Umwandlung eines jeden *Dhatu.* Alle *Dhatus* haben ihren eigenen *Tejas* oder *Dhatu-Agni.* Diese Essenz ist für die physiologischen Funktionen der subtilen Gewebe verantwortlich.

Wenn *Tejas* gestört wird, verbrennt es *Ojas,* was die Abwehrkraft reduziert und die *Prana*-Tätigkeit übermäßig anregt. Gestörtes Prana bewirkt degenerative Leiden in den *Dhatus.* Ein Mangel an *Tejas* führt zu einer Überproduktion von ungesundem Gewebe, das Tumorwachstum bewirkt und den Fluß der *Prana*-Energie blockiert.

Falsche Ernährung, schlechte Lebensweise und Arzneimittelmißbrauch werden zu Störung des Gleichgewichts von *Tejas* führen. Scharfe und durchdringende Substanzen bewirken unmittelbar eine Steigerung von *Tejas*.

Genauso wie ein Zustand des Gleichgewichtes unter den *Tridoshas*, den *Dhatus* und den drei *Malas* oder Ausscheidungsprodukten des Körpers eine notwendige Voraussetzung zur Erhaltung der Gesundheit ist, so ist die Erhaltung des Gleichgewichtes von *Prana, Ojas* und *Tejas* für die Langlebigkeit von Bedeutung. Zur Herstellung eines solchen Gleichgewichtes ist die vom Ayurweda gelehrte Verjüngungsmethode von größter Wirksamkeit.

Verjüngung muß auf der körperlichen, geistigen und spirituellen Ebene stattfinden. Ehe man Methoden zur Verjüngung des Körpers anwendet, muß der Körper gereinigt werden. Genauso wie ein schmutziges Tuch beim Färben nicht die richtige Farbe annehmen wird, so wird der Körper nicht durch Verjüngungsmethoden profitieren, ehe er von innen heraus gereinigt worden ist. Eine zur Verjüngung eingenommene Heilpflanze passiert den Magen, den Dünndarm und den Dickdarm, ehe die Wirkstoffe in die Blutbahn gelangen. Alle diese physiologischen Wege müssen gereinigt werden, damit die Pflanze die tieferen Körpergewebe erreichen kann, wo der Verjüngungsprozeß beginnt.

Durch das Anwenden der fünf *Pancha Karma* wird der Körper gereinigt: Erbrechen, Abführmittel, arzneiliche Einläufe, die Einführung von Arzneien in die Nase und die Blutreinigung. (Eine eingehende Beschreibung dieser Behandlungsmethoden findet sich im VII. Kapitel.) Durch das Erbrechen wird der Magen, der Sitz des *Kapha,* gereinigt; Abführmittel reinigen den Dünndarm, den Sitz des *Pitta;* die Therapie mit arzneilichen Einläufen reinigt den Dickdarm, Sitz des *Vata;* und die Anwendung von Heilpflanzen über die Nasenschleimhaut klärt den Geist und das Bewußtsein. Um das Blut zu reinigen, ist ein Aderlaß notwendig; durch diese Behandlung wird das Blut so gereinigt, daß das Blutplasma die verjüngenden Nähr- und Wirkstoffe der Heilpflanzen in die tieferen Gewebe transportieren kann.

Verjüngung auf der geistigen Ebene bedeutet, den Geist zu beruhigen. Ein ruhiger, meditativer Geist trägt auch zur Langlebigkeit bei. Daher muß man lernen, der »Zeuge« aller geistigen

Tätigkeiten, aller Gedanken und Gefühle zu sein und dabei von dem, was man erlebt, losgelöst zu bleiben. Eine ayurwedische Empfehlung, um geistigen Frieden zu fördern, ist Isolation und der Verzicht auf die Teilnahme an weltlichen Angelegenheiten und Gesellschaft. Diese Methode ist aber für die meisten Menschen nicht durchführbar. Der Ayurweda empfiehlt eine zweite Methode zur geistigen Verjüngung, die darin besteht, daß der Einzelne lernt, *in* dieser Welt zu leben, aber dabei nicht *von* dieser Welt zu sein. Durch diese Methode beobachtet man seine Bindungen und Verhaftungen, um herauszufinden, welche von ihnen Streß verursachen. Ein Leben ohne Verhaftung und Streß ist das glücklichste, gesündeste und friedlichste Leben und führt zu natürlicher Langlebigkeit.

Sexuelle Enthaltsamkeit, spirituelle Disziplin wie auch Yoga-Übungen sind nützliche Mittel, um sich zu verjüngen. Diese Disziplinen führen zu spirituellem Verständnis und einer gesunden veränderten Lebensweise, die die Verjüngung fördert.

Die moderne Medizin hat eine Technologie entwickelt, mit deren Hilfe das Leben der Körperfunktionen aufrechterhalten werden kann, auch nachdem die Kommunikation zwischen dem Körper und den Gefühlen und der Seele des Einzelnen aufgehört hat. Obwohl die Bestrebungen des Ayurweda dahingehen, das menschliche Leben zu verlängern, wann immer dies möglich ist, so lehrt Ayurweda auch, daß das Leben des Einzelnen *karmischen* Beschränkungen unterworfen sein kann. Ayurweda achtet Leben und Tod und ihre innige Verbundenheit gleichermaßen, und bietet als Wissenschaft vom Leben auch Wege an, durch deren Hilfe der Einzelne friedlich sterben kann. Nach ayurwedischer Ansicht ist der Tod der Freund des Menschen. Der Körper stirbt, doch gibt es keinen Tod des individuellen Bewußtseins (Seele), denn dieses ist unsterblich.

Um Freiheit zu erlangen, ist Disziplin notwendig. Die ayurwedischen Grundlagen der Disziplin sind eine sorgfältige Ernährung und eine ausgewogene Lebensweise. Durch traditionelle Praktiken wie *Yoga, Pranayama* und *Tantra* wird die Disziplin auf körperlicher, geistiger und spiritueller Ebene erlangt. Durch sie gelangt der Mensch zur spirituellen und körperlichen Freiheit.

Yoga

Nach ayurwedischer Ansicht ist das Praktizieren von Yoga, einer spirituellen Wissenschaft vom Leben, eine sehr wichtige, natürliche und vorbeugende Maßnahme, um die Gesundheit zu erhalten. Ayurweda und Yoga sind miteinander verwandte Wissenschaften. Nach indischer Tradition studiert man Ayurweda, ehe man Yoga praktiziert, denn Ayurweda ist die Wissenschaft vom Körper, und nur dann, wenn der Körper einen guten gesundheitlichen Zustand erlangt hat, wird der Einzelne als reif erachtet, die spirituelle Wissenschaft des Yoga zu studieren.

Die vom Vater des Yoga, Patanjali, beschriebenen Yoga-Übungen sind sehr nützlich, um Gesundheit, Glück und Langlebigkeit zu erhalten und zu fördern. Patanjali beschrieb die sogenannten acht Glieder des Yoga und der Yoga-Übungen. Diese sind: die natürliche Regulation des Nervensystems; Disziplin; Reinigung; Körperhaltung; Konzentration; Kontemplation; das Erwachen des Bewußtseins und der Zustand vollkommenen Gleichgewichtes.

Durch Yoga gelangt der Mensch in einen Zustand der Ruhe, der ein Zustand des Gleichgewichtes ist. Daher haben Yoga-Übungen sowohl einen heilenden, als auch einen vorbeugenden Wert. Yoga-Übungen helfen einen Zustand natürlicher Ordnung und Gleichgewicht unter den Neurohormonen und beim Stoffwechsel herzustellen und verbessern den endokrinen Stoffwechsel und stärken den Menschen dadurch gegen Streß. Bei der Behandlung von Streß und streßbedingten Störungen (wie hoher Blutdruck, Diabetes, Asthma und Fettleibigkeit) erweisen sich Yoga-Übungen als außerordentlich wirksam.

Yoga ist die Wissenschaft von der Vereinigung mit dem höchsten Sein. Ayurweda ist die Wissenschaft vom Leben, vom alltäglichen Leben. Wenn Yogis bestimmte Haltungen üben und Regeln befolgen, werden Energien freigesetzt und bewegt, die sich in den Energiezentren angesammelt haben und dort stagnierten. Wenn sie stagnieren, können diese Energien verschiedene Krankheiten bewirken. Yogis können vorübergehend an bestimmten körperlichen und psychologischen Störungen leiden, denn im Verlauf der Reinigung von Geist, Körper und Bewußtsein durch

Yoga werden krankheitserzeugende Toxine freigesetzt. Indem sie ayurwedische Diagnose- und Behandlungsverfahren anwenden, sind die Yogis imstande, diese Störungen wirkungsvoll anzugehen.

Ayurweda zeigt an, welche Art von Yoga für den einzelnen Menschen, je nach individueller Konstitution, geeignet ist. (Die begleitenden Diagramme zeigen an, welche Haltungen sich für die einzelnen Konstitutionstypen eignen und auch bei welchen spezifischen Störungen sie angewandt werden können.) Ein Mensch mit einer *Pitta*-Konstitution zum Beispiel, sollte die Kopfstandhaltung nicht länger als eine Minute einnehmen. Wenn er dieses dennoch tut, wird geistige Desorientierung die Folge sein. In ähnlicher Weise sollte ein Mensch mit einer *Vata*-Konstitution den Schulterstand nicht zu lange machen, da diese Haltung zu viel Druck auf den siebten Halswirbel ausübt. Dieser Wirbelkörper ist empfindlich und bei der zarten Knochenstruktur von *Vata* kann es zu einer Verlagerung der Wirbelsäule kommen. Unterdrückter Zorn bewirkt eine Verlagerung der Halswirbel nach der rechten Seite und unterdrückte Angst nach der linken Seite. Ein Mensch mit einer *Kapha*-Konstitution sollte die »versteckte Lotushaltung« nicht allzu lange einnehmen, da diese Haltung einen direkten Druck auf die Nebennierendrüsen ausübt.

Atmung und Meditation *(Pranayama)*

Die Atemübungen, die *Pranayama* genannt werden, sind eine Heilmethode des Yoga, die ein außerordentliches Gleichgewicht im Bewußtsein herstellen können. Durch das Praktizieren von *Pranayama* erfährt man das reine Sein und erfährt die wahre Bedeutung von Frieden und Liebe. *Pranayama* hat viele Heilwirkungen, es beeinflußt auch die Kreativität und vermag Freude und höchstes Glück in das Leben des Einzelnen zu bringen.

Wie beim Yoga gibt es unterschiedliche Arten von *Pranayama*. Ayurweda zeigt, welche Übungen für die einzelnen Konstitutionstypen geeignet sind. Ein Mensch mit einer *Pitta*-Konstitution sollte die Atmung durch das linke Nasenloch praktizieren. Bei dieser Übung atmet man durch das linke Nasenloch ein und durch das rechte wieder aus, wobei man Daumen und Mittelfinger zu

Hilfe nimmt, um die Nasenlöcher abwechselnd zu öffnen und zu schließen. Diese Übung hat eine kühlende Wirkung im Körper, indem die weibliche Energie vermehrt wird.

Ein Mensch mit einer *Kapha*-Konstitution sollte die Atmung durch das rechte Nasenloch praktizieren, wobei auf der rechten Seite eingeatmet und auf der linken Seite ausgeatmet wird. Indem diese Übung die männliche Energie anregt, hat sie eine erwärmende Wirkung auf den Körper.

Ein Mensch mit einer *Vata*-Konstitution sollte die Atmung abwechselnd durch beide Nasenlöcher praktizieren. Da *Vata* eine aktive Kraft ist, führt die abwechselnde Atmung durch beide Nasenlöcher einen Zustand des Gleichgewichtes herbei.

Wer übergewichtig ist, sollte die Yoga-Übung praktizieren, die als »Atem des Feuers« bezeichnet wird. Bei dieser Übung setzt man sich in bequemer Haltung hin, atmet tief ein und schnell und kräftig durch die Nase wieder aus. Nach jeder Ausatmung kommt es spontan zur Einatmung. Diese Übung unterstützt die Verbrennung von Fett. Man sollte sie eine Minute lang durchführen und dann eine Minute ausruhen, um nach einer Minute wieder anzufangen. Die ganze Übung führe man fünf Minuten durch, was einem Lauf von drei Kilometern entspricht. (Wenn ein Übergewichtiger diese Atemübung praktiziert, wird er anfangen zu schwitzen, wird durstig und hätte dann vielleicht Lust, etwas Kaltes zu trinken. Kalte Getränke sollten aber in diesem Fall vermieden werden, da sie den Fettansatz im Körper vermehren.)

Pranayama reinigt die Lungen, das Herz und andere Organe und ebenfalls die *Nadis,* die Ströme der *Prana*-Energie im Körper. Wenn *Pranayama* nicht mit Sorgfalt und System praktiziert wird, stellen sich Störungen dieser empfindlichen Organe ein. Bei richtiger Anwendung vermag *Pranayama* Krankheiten zu heilen, wird jedoch bei falscher Durchführung Krankheit erzeugen. Ohne die Führung eines Menschen, der mit diesem Heilsystem des Yogas Erfahrung hat, sollte der Leser nicht mit *Pranayama* beginnen.

Diagramm 10
Yoga-Stellungen für Vata-, Pitta- und Kapha-Erkrankungen

YOGA ASANAS FÜR VATA

Bei allen Stellungen sollte die Atmung ruhig und tief sein.

1. **Bei Vata-Formen von Asthma** - Beckenstreckung, Pflug, Knie zur Brust, Schwamm.
2. **Rückenschmerzen** - Knie zur Brust, Pflug, halbes Rad, Beckenstreckung.
3. **Verstopfung** - Beckenstreckung, Yoga *Mudra,* Knie zur Brust, Schulterstand, Schwamm. Bei diesen Stellungen sollte der Bauch eingezogen sein.
4. **Depression** - Yoga *Mudra*, Pflug, Palme, Lotus-Sitz.
5. **Ischias** - Knie zur Brust, Beckenstreckung, Pflug, Yoga *Mudra,* halbes Rad.
6. **Sexuelle Schwäche** - Beckenstreckung, Pflug, Schulterstand, Lotus-Sitz in Hebestellung.
7. **Krampfadern** - Kopfstand, Beckenstreckung, Schwamm.
8. **Falten** - Yoga *Mudra,* Beckenstreckung, Kopfstand, Pflug.
9. **Rheumatoide Arhtritis** - Halbes Rad, Bogen, Pflug, Kopfstand, Beckenstreckung.
10. **Kopfschmerzen** - Pflug, Yoga *Mudra,* Kopfstand.
11. **Schlaflosigkeit** - Schwamm, Kobrahaltung, Beckenstreckung.
12. **Menstruationsbeschwerden** - Pflug, Kobrahaltung, halbes Rad, Yoga *Mudra.*

YOGA ASANAS FÜR PITTA

Bei allen Stellungen sollte die Atmung ruhig und tief sein.

1. **Magengeschwür** - Verborgener Lotus *Sitali* (durch die U-förmige Zunge wird durch den Mund eingeatmet).
2. **Schilddrüsenüberfunktion** - Schulterstand, Ohr-Knie Haltung
3. **Malabsorption** - Knie zur Brust, Fischhaltung, Heuschrecke.
4. **Hoher Blutdruck** - Schulterstand, Kobrahaltung, Halbbogen, ruhige Atmung.
5. **Zorn und Haß** - Halbbogen, Schulterstand, verborgener Lotus Schwamm.
6. **Migränekopfschmerzen** - *Sitali,* Schulterstand, Fischhaltung.
7. **Kolitis** - Fischhaltung, Ohr-Knie Haltung, Boot, Bogen.

8. **Leberstörungen** - Fischhaltung, Schulterstand, Ohr-Knie Haltung, verborgener Lotus
9. **Hämorrhoiden** - Fischhaltung, Schulterstand, Bogen.
10. **Stomatitis** (Entzündung der Zunge) - *Sitali.*

YOGA ASANAS FÜR KAPHA

Bei allen Stellungen sollte die Atmung ruhig und tief sein.

1. **Bronchitis** - Kopfstand, Pflug, Vorwärtsbeuge, Beckenstreckung, halbes Rad, Fischhaltung.
2. **Emphysem** - Halbes Rad, Schulterstand.
3. **Kongestion der Nebenhöhlen** - Fischhaltung, Boot, Pflug, Bogen, Atem des Feuers *(Bhasrika).*
4. **Nebenhöhlenkopfschmerzen** - Löwe, Streckstellung, Fischhaltung.
5. **Diabetes** - Boot, Fischhaltung, halbes Rad, Beckenstreckung, Streckstellung.
6. **Chronische Störungen des Magen-Darmtraktes** - Fischhaltung, Heuschrecke, Kobrahaltung.
7. **Halsschmerzen** - Löwe, Schulterstand, Heuschrecke, Fisch.
8. **Asthma** - Halbes Rad, Bogen, Boot, Schulterstand, Palme, Fischhaltung, Kobrahaltung.

YOGA ASANAS

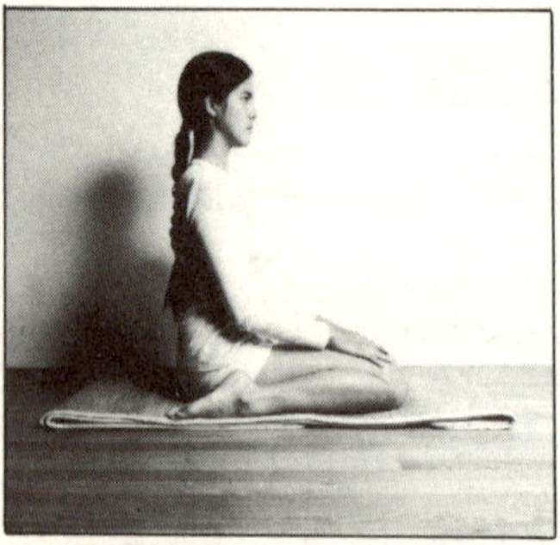

Vorwärtsbeuge, 1. Schritt

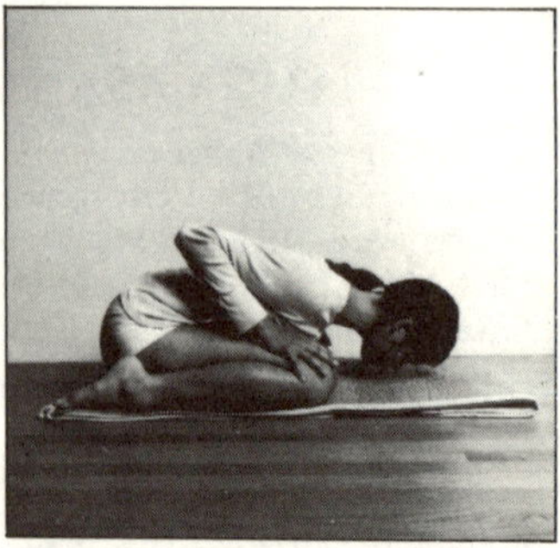

Vorwärtsbeuge, 2. Schritt

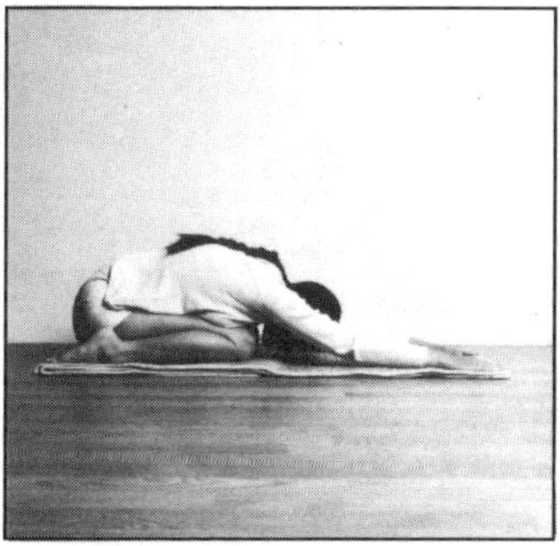

Vorwärtsbeuge, Variante

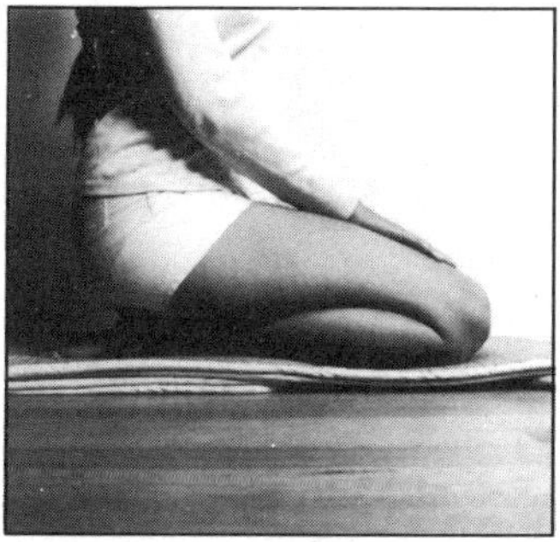

Vorwärtsbeuge, Detail

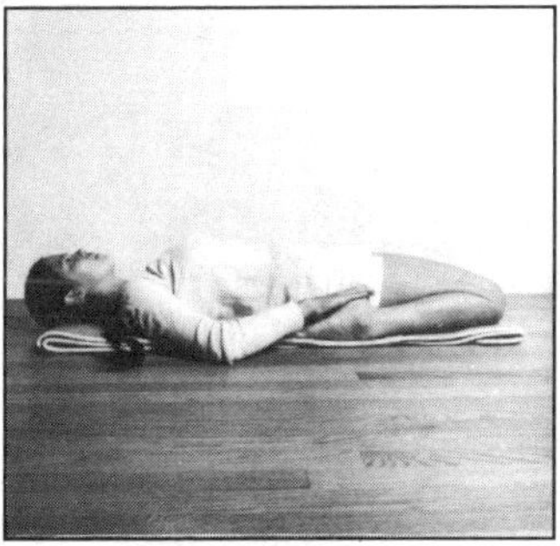

Beckenstreckung

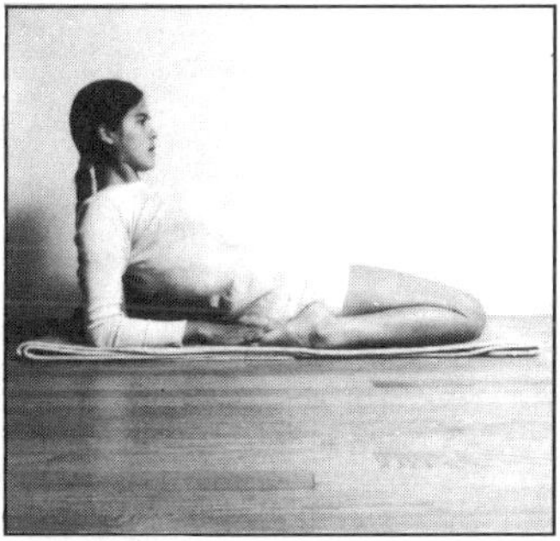

Beckenstreckung, leicht

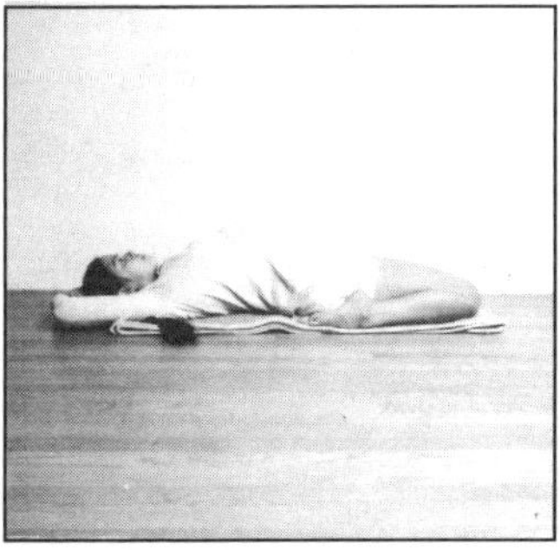

Beckenstreckung, schwierig

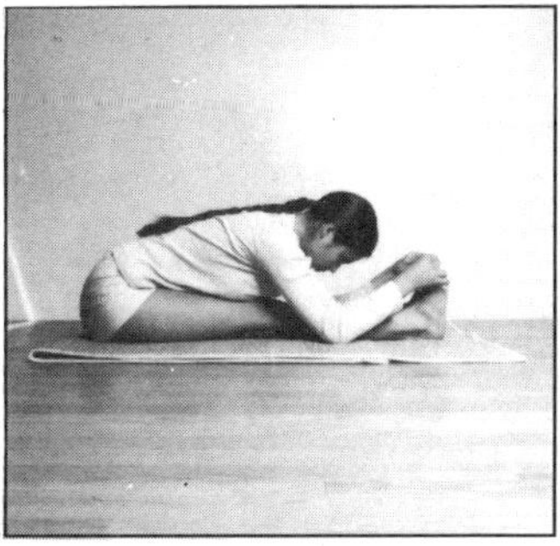

Streckstellung

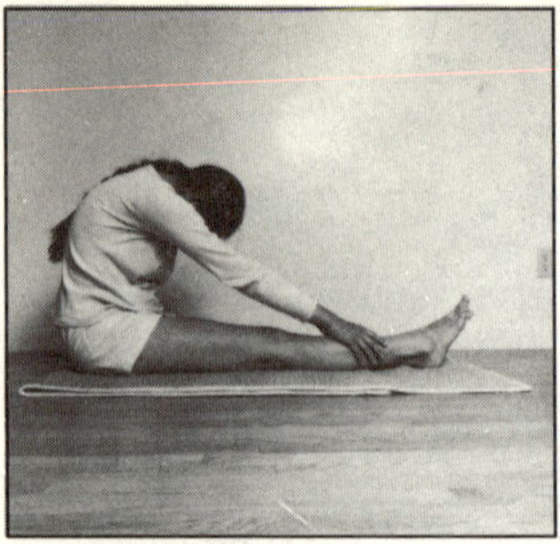

Rumpfbeuge im Sitzen, falsch

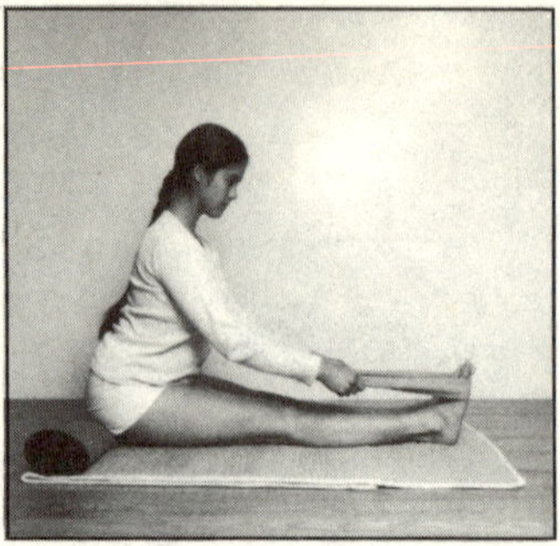

Rumpfbeuge im Sitzen

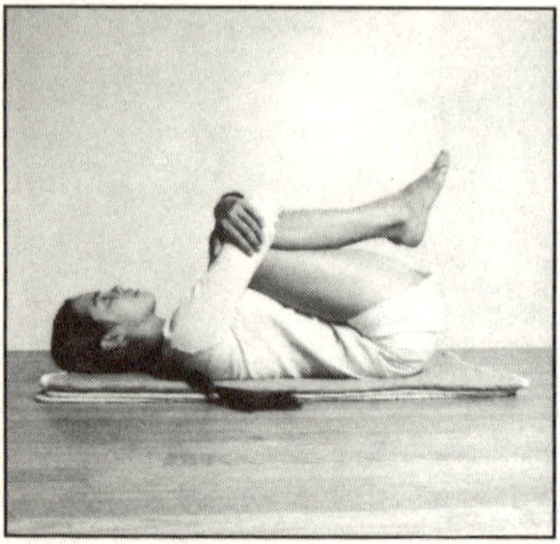

Knie zur Brust, Kopf unten

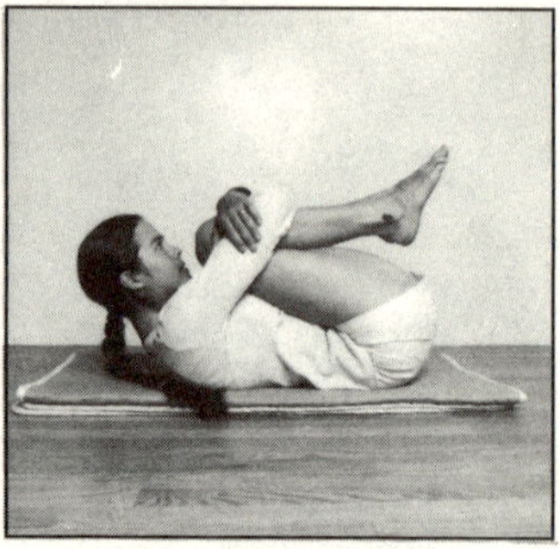

Knie zur Brust, Kopf oben

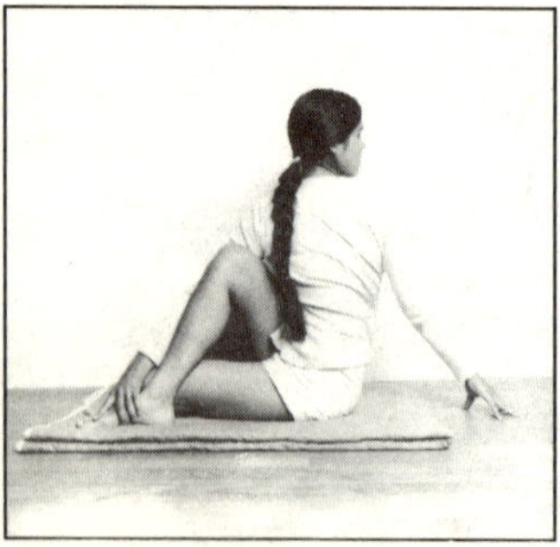

Der Drehsitz

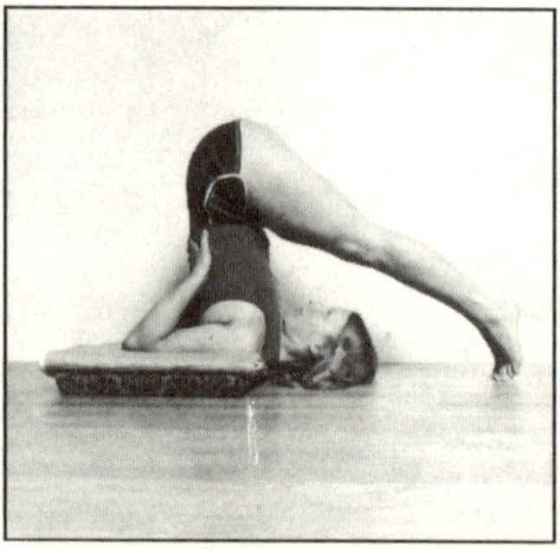

Der Pflug, richtige Haltung

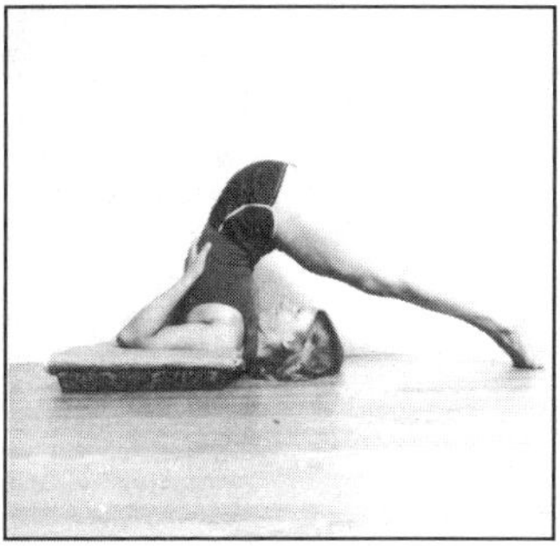

Der Pflug, falsche Haltung

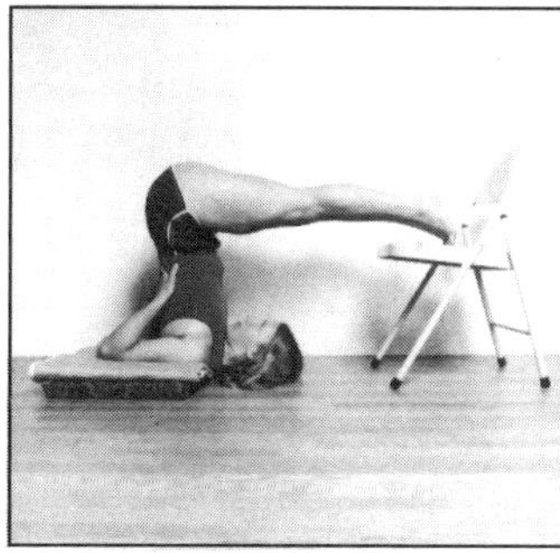

Der Pflug, mit Hilfestellung

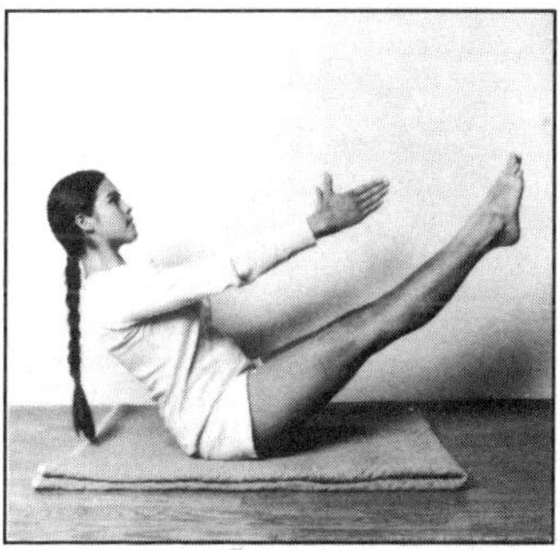

Boot

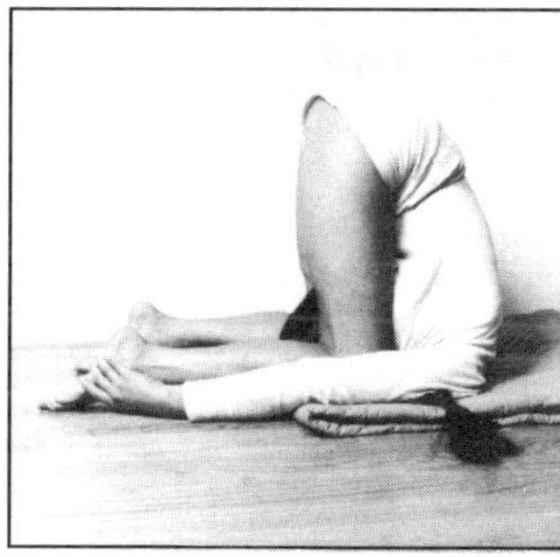

Ohr-Knie Haltung

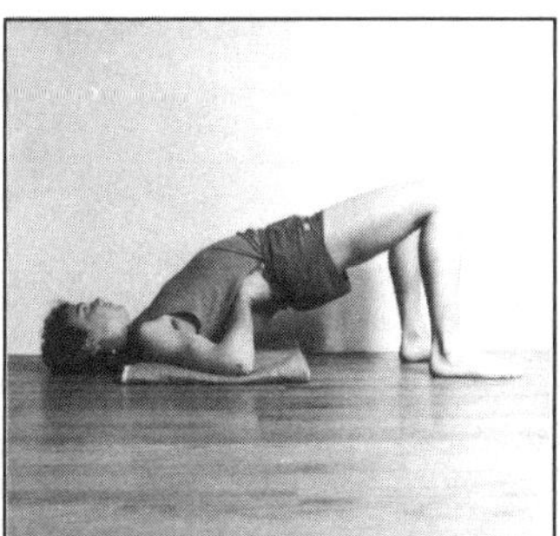

Halbes Rad

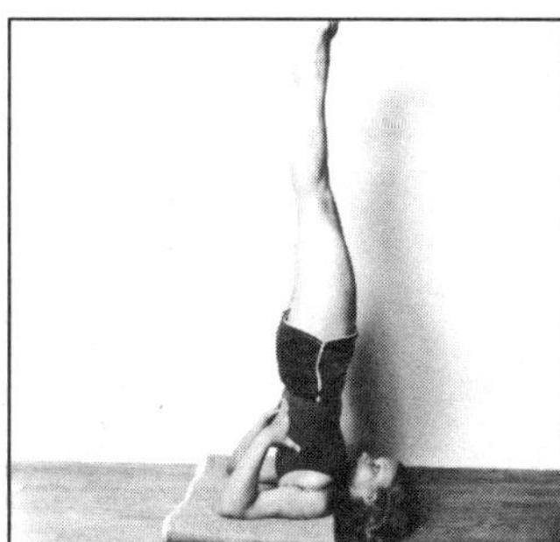

Schulterstand (oder Kerze)

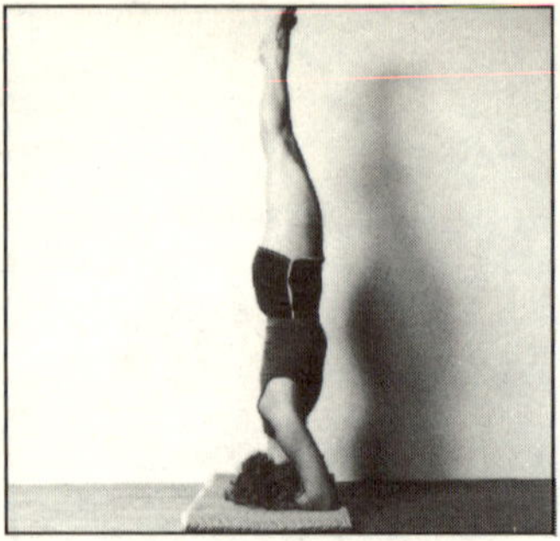

Kopfstand

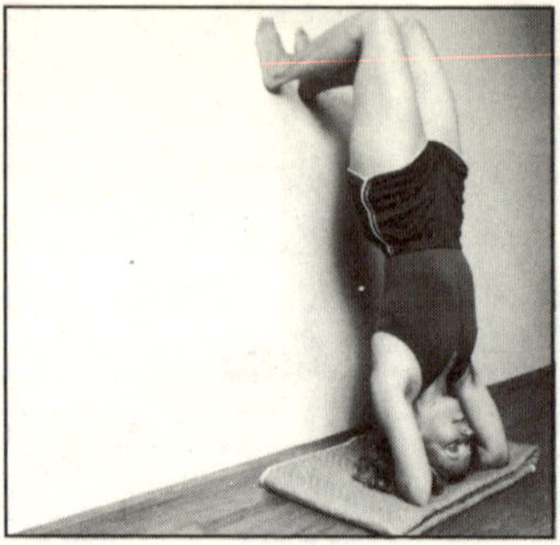

Kopfstand, mit Hilfestellung

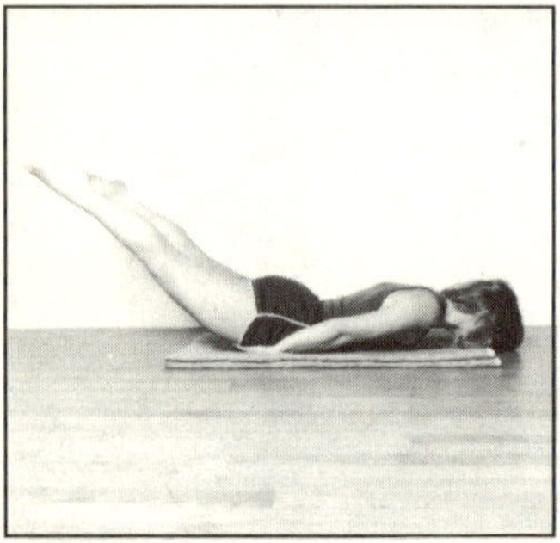

Heuschrecke

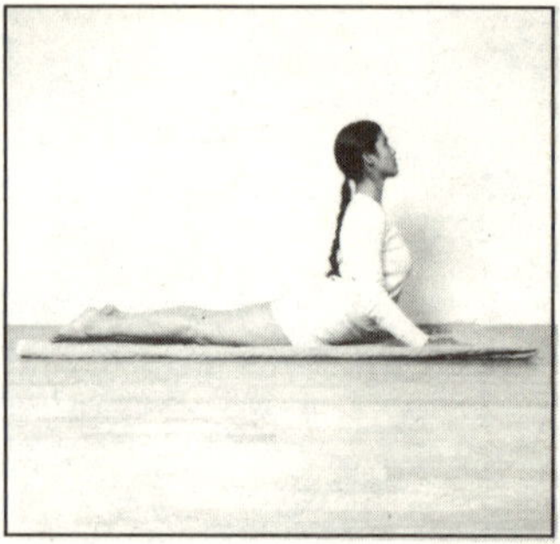

Kobrahaltung

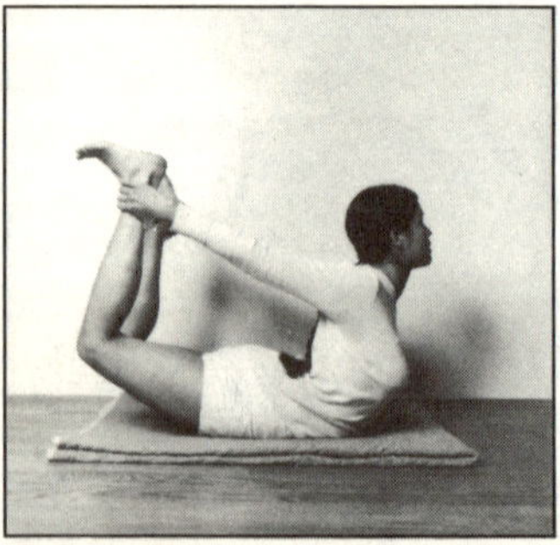

Der Bogen

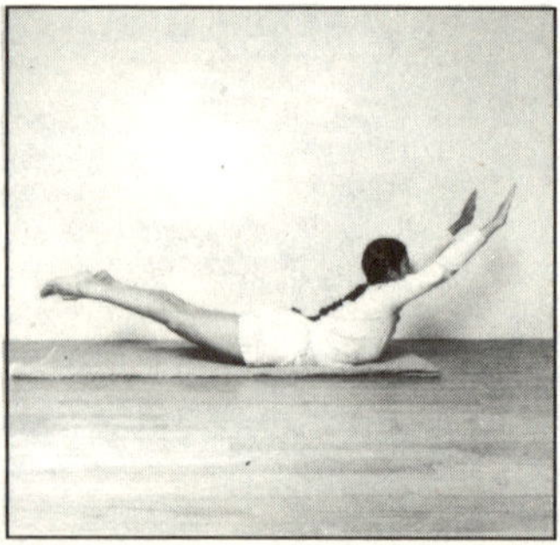

Halbbogen

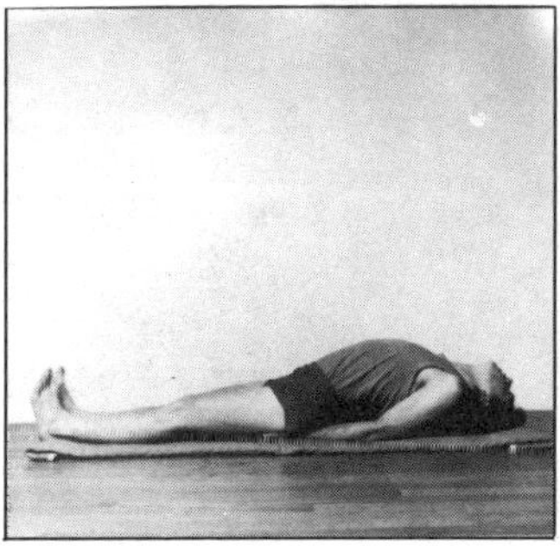

Fischhaltung

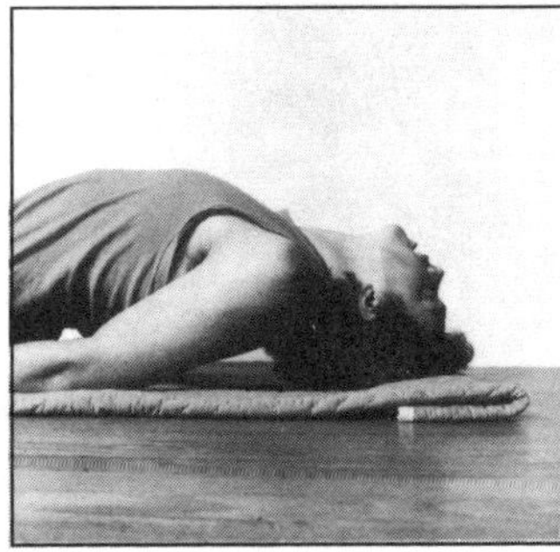

Fischhaltung, Detail

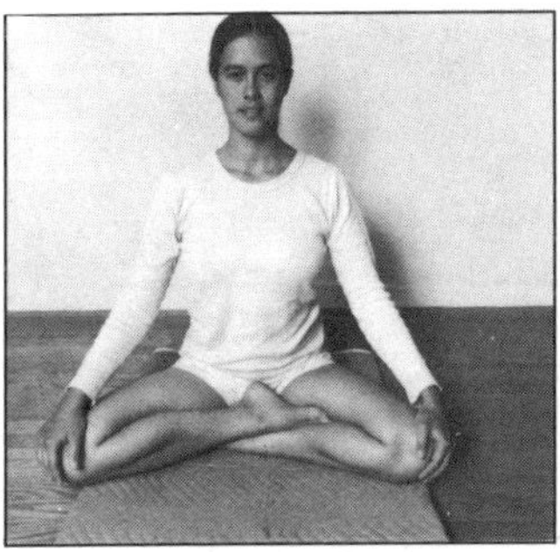

Yoga Mudra, 1. Schritt

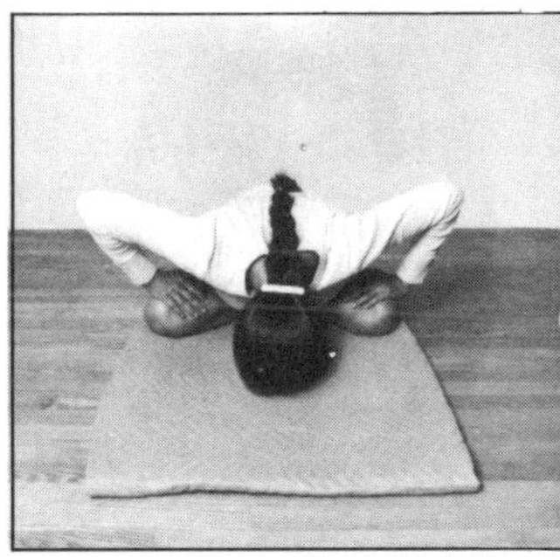

Yoga Mudra, 2. Schritt

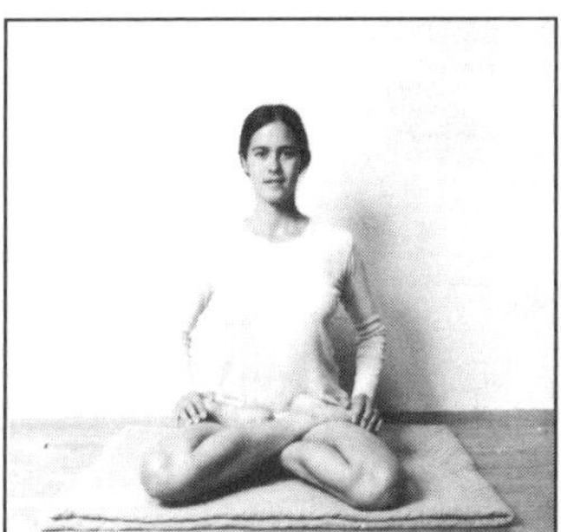

Lotus-Sitz

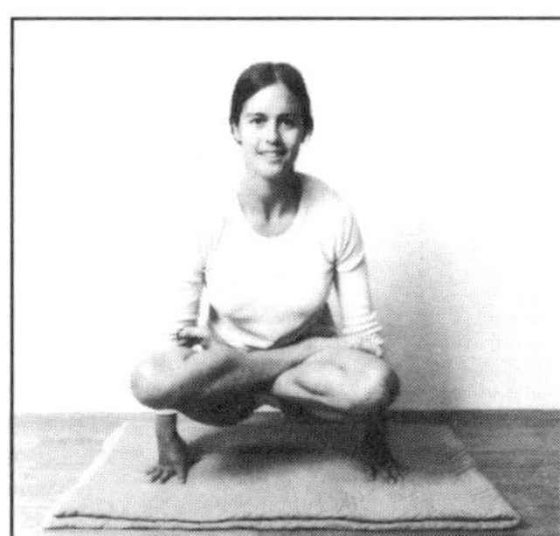

Lotus-Sitz in Hebestellung

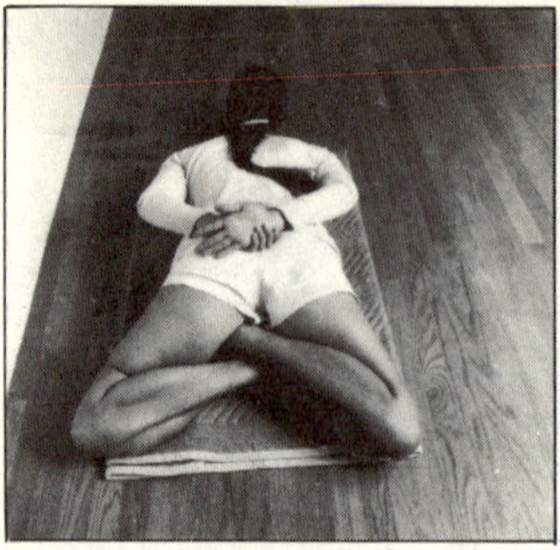

Verborgener Lotus

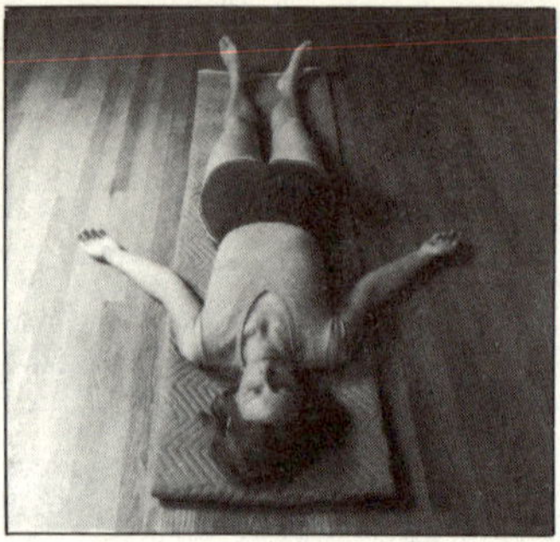

Schwamm

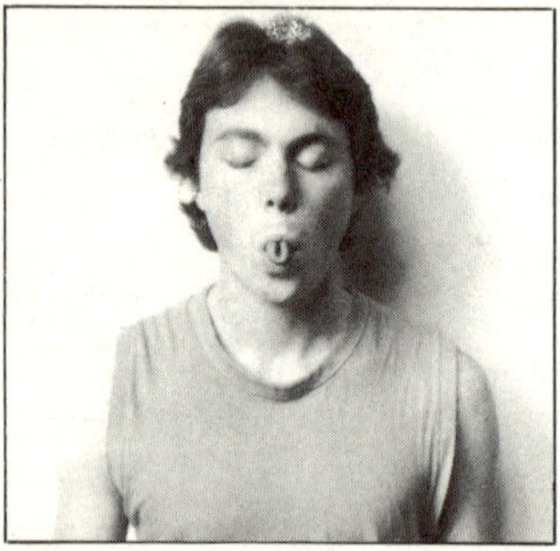

Sitali

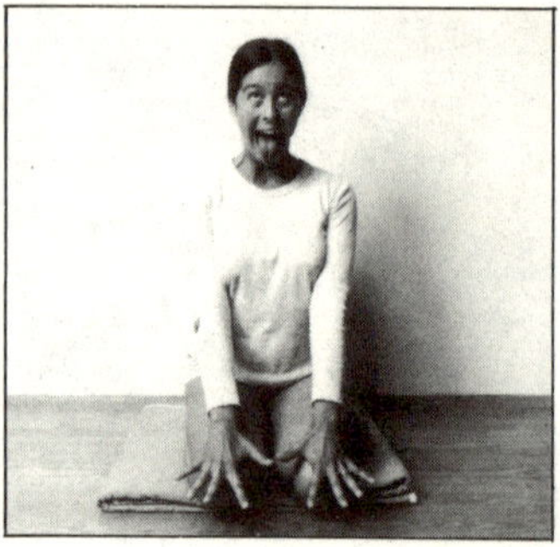

Löwe

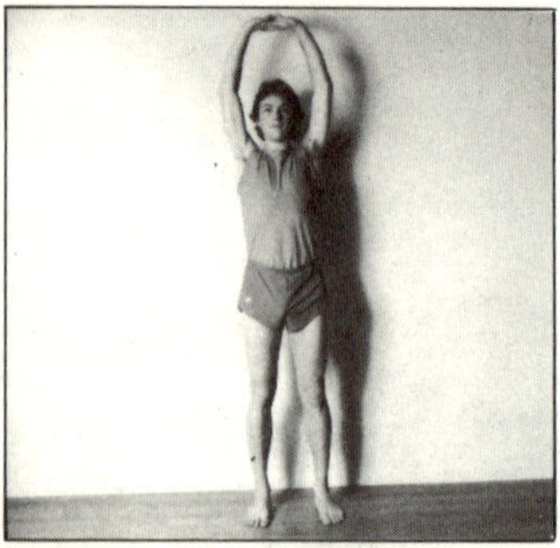

Palme

Tabelle 8

Asanas bei Vata-, Pitta und Kapha-Störungen

Dosha und Lokalisation (Sitz) im Körper

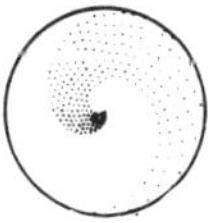

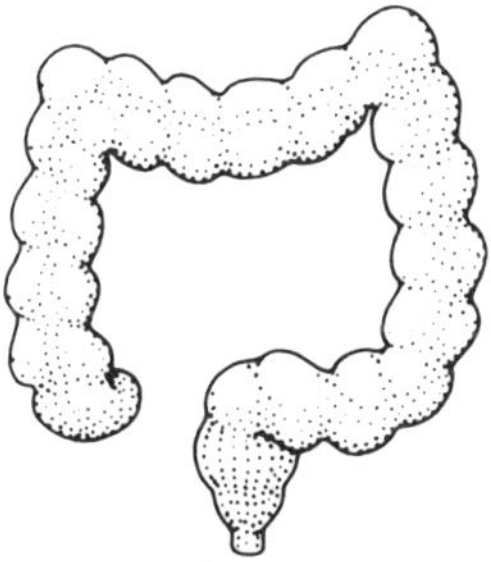

VATA

Bewegung erzeugendes Prinzip

Sitz des Vata
Dickdarm, Beckenraum

Vata-Eigenschaften
Trocken, leicht, kalt, subtil, rauh, sich bewegend, klar.

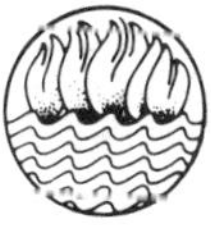

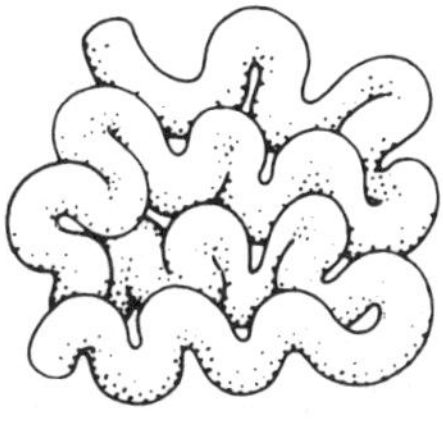

PITTA

Hitze erzeugendes Prinzip

Sitz des Pitta
Dünndarm

Pitta-Eigenschaften
Ölig, scharf, heiß, leicht, saurer Geruch, flüssig.

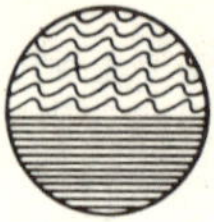

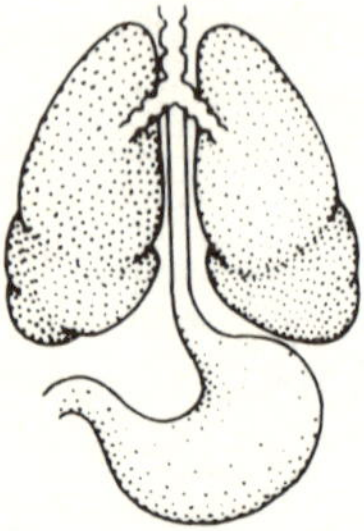

KAPHA
Struktur erzeugendes Prinzip

Sitz des Kapha
Brust, Magen

Kapha-Eigenschaften
Kalt, ölig, schwer,
langsam, stetig,
geschmeidig, dicht.

Asanas, um Störungen der Doshas auszugleichen

VATA - *Asanas,* die einen Druck auf den Beckenraum und Dickdarm ausüben. *Asanas,* die mit langsamer, regelmäßiger stiller Atmung geübt werden. Meditative *Asanas,* die einen Druck auf den Beckenraum ausüben und den Körper gut 'erden'. Ausgleichende *Asanas,* die die Konzentration verbessern und *Prana* geschmeidiger und feiner machen.
Lotus-Sitz, Beckenstreckung, Rumpfbeuge im Sitzen, Pflug, Heuschrecke, Schwamm, Kobrahaltung, Knie zur Brust, Kopfstand

PITTA - *Asanas,* die auf die Nabelgegend wirken, die die Wirkung der 'gastrischen Hitze' steigern und die Verdauung fördern. Asanas, die Leber, Milz und Dünndarm anregen und das 'gastrische Feuer' kräftigen *(Agni).*
Verborgener Lotus,Ohr-Knie Haltung, Bogen, Fischhaltung, Schulterstand (Kerze), Halbes Rad, Sitali

KAPHA - *Asanas,* die auf Brust- und Magengegend und den Kopf wirken und dem Sitz von *Kapha* Energie zuführen. Kräftigende *Asanas,* die die Beweglichkeit steigern und Fettgewebe und *Kapha* reduzieren.
Drehsitz, Boot, Löwe, Rumpfbeuge im Sitzen, Palme, Halbes Rad

Mantra

Mantram (Einzahl) ist ein Sanskrit-Begriff, mit dem ein Wort, oder eine Gruppe von Wörtern, bezeichnet wird, das Träger gewisser phonetischer Schwingungen und Energie ist. Bestimmte heilige Wörter des Sanskrit sind von einer ungeheueren Energie erfüllt, die freigesetzt wird, wenn diese Wörter in einer vorgeschriebenen Art und Weise gesprochen werden.

Das Sprechen eines *Mantrams* sollte zunächst laut geschehen und dabei laut genug sein, daß man dem Klang selber zuhören kann. Die Schwingung des *Mantrams* dringt tiefer und tiefer in das Herz ein, und schließlich kann man schweigen und innerlich mit den »Ultraschallklängen« arbeiten. Diese Übung erzeugt eine Fülle heilender Energie. Die Energie des *Mantrams* hilft einen Zustand des Gleichgewichtes in Körper, Geist und Bewußtsein herzustellen. Genauso wie die Ernährung des Körpers je nach Konstitution ausgewählt sein sollte, so ist es auch mit dem *Mantram,* dessen Zweck und Wirkung es ist, der individuellen Seele als Nahrung zu dienen.

Meditation

Meditation bringt Bewußtsein, Harmonie und natürliche Ordnung in das Leben des Einzelnen. Sie weckt die Intelligenz, die das Leben glücklich, friedlich und schöpferisch gestaltet. Die Erweckung dieser schöpferischen Intelligenz ist der Segen der Meditation. Wir wollen zusammen eine einzelne, einfache Methode der Meditation betrachten.

Suchen Sie sich eine freie Zeit aus, frühmorgens wenn möglich, und setzen Sie sich ruhig hin. Lassen Sie Ihre Augen die Umgebung durchstreifen, Ihre Ohren die Geräusche der Umwelt aufnehmen. Entspannen Sie Ihre Muskeln. Nachdem Sie nun einige Zeit die äußere Umwelt betrachtet haben, schließen Sie Ihre Augen und richten Sie Ihr Bewußtsein auf das Innere.

Beginnen Sie allmählich die Bewegungen Ihrer Gedanken, Wünsche und Gefühle wahrzunehmen. Beobachten Sie die Bewegungen des Flusses der Gedanken vom Ufer des Bewußtseins aus.

Diagramm 11
So-Hum Meditation

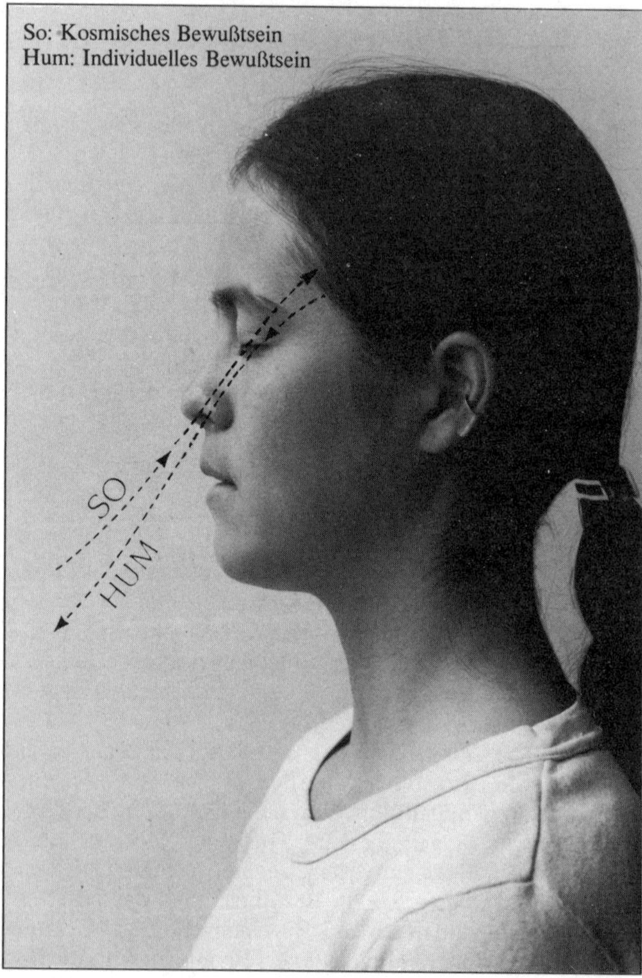

Versuchen Sie das, was Sie erfahren, weder anzuhalten, zu verändern noch zu bewerten. Durch diesen inneren Beobachtungsprozess werden Sie von Ablenkungen gereinigt; Sie werden an den Anfang einer radikalen Umwandlung gelangen. In dem Maße, wie die ungehinderte Bewußtheit zunimmt, werden Sie sich einer vertieften Entspannung erfreuen, Sie werden erleben, daß sehr viel Energie in Ihnen freigesetzt wird: dies sind die Segen der Meditationspraxis.

Eine andere Form von Meditation erweist sich ebenfalls als sehr segensreich. Setzen Sie sich hin und beobachten Sie Ihre Atmung. Die Atmung ist die Bewegung von *Prana. Prana* ist die Lebenskraft und Lebensenergie und hat zwei Pole — die Einatmung und Ausatmung. Die Einatmung ist kalt, und die Ausatmung warm. Zusammen bilden sie einen natürlichen Biorhytmus. Durch die Atmung werden Sie sich der Schwingung des kosmischen Lautes bewußt. Dieser kosmische Laut, das lautlose *Aum,* hat zwei Manifestationen, von denen die eine männlich, die andere weiblich ist. Die männliche Manifestation wird als *Hum* und die weibliche Energie als *So* bezeichnet. Während der Einatmung werden Sie die Schwingung des kosmischen Lautes *So* wahrnehmen. Während der Ausatmung werden Sie den Laut *Hum* wahrnehmen. Bei der *So-Hum* Meditation kommt es zu einer Vereinigung des individuellen Bewußtseins mit dem kosmischen Bewußtsein. Hören Sie den *So-Hum, Hum-So* Laut durch Ihre Atmung. Diese Schwingungen sind Klang-Energie, die mit der Lebensenergie der Atmung eins ist. Ihre Atmung wird ruhig und spontan werden, und Sie werden über Gedanken, Zeit und Raum, über Ursache und Wirkung hinausgelangen. Beschränkungen werden verschwinden; Ihr Bewußtsein wird sich leeren und sich dadurch erweitern.

Diese Verschmelzung des individuellen Bewußtseins mit dem kosmischen Bewußtsein führt zum *Samadhi,* dem Zustand des höchsten Gleichgewichtes. In diesem Zustand kommen Friede und Freude als Segen herab. Ihr Leben wird sich verändern, und das tägliche Leben wird zu einer neuen und frischen Erfahrung. Das Leben wird zur Meditation, denn die Meditation ist nicht etwas vom Leben getrenntes, sondern ein Teil des Lebens. Das Leben ist Meditation, und Meditation ist Leben. Durch die

Meditation wird die schöpferische Intelligenz beginnen, in Ihrem Körper, Geist und Bewußtsein tätig zu werden. In diesem neuen, erweiterten Bewußtsein werden sich alle Probleme auflösen.

Um Harmonie ins tägliche Leben zu bringen, ist Meditation notwendig. Bedenken Sie jedoch, daß die oben beschriebenen Ergebnisse der Meditation nur die Früchte einer ernsthaften und regelmäßigen Praxis sind.

Massage

Massage ist eine Therapie, die mit der Bewegung von Energie im Körper zu tun hat. Um die Gesundheit zu erhalten und einen Zustand des Gleichgewichtes unter den drei *Doshas* erzustellen, empfiehlt Ayurweda die Massage mit verschiedenen Ölen. Der Ablauf der Massage und die Art des Öles hängen von der individuellen Konstitution ab.

Bei Zustand gestörten *Vatas* empfiehlt Ayurweda die Massage mit Sesamöl, um den Körper zu beruhigen und auszugleichen. Indem die Massagegriffe gegen den Verlauf der Körperbehaarung erfolgen, wird das Eindringen des Öles in die Haarfollikel gefördert. Dies ist deswegen angezeigt, da *Vata*-Menschen eine trockene Haut und geschlossene Follikel haben. Die Massage bei einem Menschen mit einer *Pitta*-Konstitution sollte mit Sonnenblumen- oder Sandelholzöl erfolgen, da diese Öle kühlende Eigenschaften haben. Bei einer *Kapha*-Konstitution kann man Kalmuswurzel- oder Maisöl verwenden oder auch auf Öl verzichten.

Bestimmte Verfahren werden bei spezifischen Störungen angewandt. Wenn zum Beispiel eine Stagnation des Blutes und ein schlechter Kreislauf vorliegen, wird zum Herzen hin massiert. Bei Muskelkrämpfen, Verspannung und Schmerzen wird in der Richtung der Muskelfaser massiert. Bei *Kapha*-Störungen sollte die Massage morgens während der *Kapha*-Zeit erfolgen, bei *Vata*-Störungen abends, und bei *Pitta*-Störungen am Nachmittag. *Kapha*-Menschen bekommt eine tiefe Massage, während eine sanfte Massage den *Vata*- und *Pitta*-Menschen gut tut.

XIII. Kapitel
Arzneistoffe

Die ayurwedische Pharmakologie ist eine umfassende Wissenschaft, die Tausende von Arzneistoffen beinhaltet, darunter viele pflanzliche Präparate. Darüberhinaus werden Heilmittel verwendet, die im Westen weniger bekannt sind. So werden die Heilkräfte von Edelsteinen, Metallen und Farben genutzt. Den klassischen ayurwedischen Texten zufolge haben alle Substanzen der Natur eine Heilkraft, wenn sie in der richtigen Art und Weise verwendet werden. Diese Heilmitel zielen nicht darauf ab, die Auswirkungen der Krankheit zu unterdrücken, wie es in der westlichen Medizin oft der Fall ist, sondern darauf hin, unter den aus dem Gleichgewicht geratenen Faktoren im Körper wieder Harmonie herzustellen, wodurch die Ursache der Krankheit behoben wird. Ziel und Wirkung ayurwedischer Heilmittel ist es, die Krankheit selbst zu beseitigen und nicht bloß die Symptome der Krankheit.

Ayurweda ist eine sehr praktische Wissenschaft, und die folgenden Empfehlungen, einfache Behandlungsmethoden für kleinere Beschwerden und der Gebrauch von Heil- und Gewürzpflanzen, die in der Küche allgemein angewandt werden, sind einfach und wirksam. Mindestens 80% aller Krankheiten weisen eine Selbstheilungstendenz auf, das heißt, wenn nichts unternommen wird, um den Krankheitsprozeß zu beeinflussen, werden die körpereigenen Heilkräfte den natürlichen Gesundheitszustand wiederherstellen. Dieses Kapitel informiert über spezifische Methoden, um den Körper beim natürlichen Prozeß des Ausgleichens zwischen innerer und äußerer Umwelt zu unterstützen und so die Heilung zu fördern.

Natürlich soll bei Beschwerden oder Krankheiten, die nach Anwendung dieser Methoden keine Besserung zeigen, der Arzt zu Rate gezogen werden. Es gibt Fälle, in denen unbedeutend erscheinenden Symptomen ernsthafte Störungen zugrundeliegen.

Die Küchenapotheke

Die Küche kann Ihre Hausapotheke werden. Mit Hilfe Ihrer Küche und ihren Schätzen können Sie Ihre Familie und sich selbst durch pflanzliche Mittel heilen. Im folgenden werden allgemein erhältliche, natürliche Substanzen beschrieben, die zuhause zur Anwendung gelangen können.

Alfalfa. Dieses Kraut hat einen zusammenziehenden und etwas bitteren Geschmack. Es hat anti-*vata* und anti-*kapha* Eigenschaften und darüberhinaus auch eine entzündungshemmende Wirkung. Es ist sehr nützlich, um Toxine aus dem Dickdarm zu entfernen. Alfalfa ist ein natürliches Schmerzmittel und kann bei der Behandlung von Erkrankungen wie Ischias verwendet werden. Bei Arthritis, Rheumatismus, Kolitis, Geschwüren und Anämie soll Alfalfatee vor dem Schlafengehen eingenommen werden.

Aloe. Diese gebräuchliche Heilpflanze ist überall erhältlich. Sie wirkt als allgemeines Tonikum für die Leber, jenes Organ, das an der Verdauung beteiligt ist und Toxine entgiftet. Ihre Wirkungen sind anti-*vata,* anti-*pitta* und anti-*kapha,* so daß keines der Körper-*Doshas* durch ihren Gebrauch gestört wird. Aloe hilft einen Zustand des Gleichgewichtes unter *Vata, Pitta* und *Kapha* im Körper herzustellen.

Die frische Gallerte ist nützlich für Frauen, die während der Regel an Muskelkrämpfen leiden. Bei diesen Beschwerden sollten ein oder zwei Teelöffel der Gallerte mit einer Messerspitze schwarzen Pfeffers eingenommen werden. Zwei Teelöffel dreimal täglich können als allgemeines Tonikum verwendet werden. Aloe ist ein blutreinigendes Mittel und nützt so Leber, Gallenblase und Magen. Aloe ist ebenfalls hilfreich bei Geschwüren und Kolitis und wirkt entzündungshemmend. Bei Konjunktivitis kann Aloe-Gallerte direkt auf das äußere Augenlid aufgetragen werden.

Aloe kann auch bei einer Scheiden- oder Gebärmutterhalsentzündung angewandt werden. Zur Herstellung einer Spülung löse man zwei Teelöffel der Gallerte in einem Liter warmen Wasser auf und füge dieser Lösung noch eine Messerspitze Curcuma bei. Diese Spülung sollte vier Tage lang jeden zweiten Tag angewandt werden. Die örtliche Wirkung ist sehr groß.

Aloe hat auch kühlende Eigenschaften; jedoch bewirkt es keine Störung von *Kapha,* da es auch auswurffördernd wirkt. Bei Erkältungen, Husten und Kongestionen ist es dienlich, und es ist auch ein mildes abführendes Mittel.

Aloe kann auch äußerlich bei Verbrennungen, Schnittwunden und durch Gewalteinwirkung entstandene Wunden angewandt werden. Man verwende es zusammen mit Curcuma, das ebenfalls den Heilungsprozeß fördert. Die örtliche Anwendung ist auch bei Herpes genitalis nützlich. Zur symptomatischen Linderung von Herpes werden zwei Eßlöffel Gallerte mit zwei Messerspitzen Curcuma vermischt. Dieses wird eine Woche lang jeden Abend vor dem Schlafengehen örtlich angewandt.

Asa foetida. Diese aromatische Substanz, ein Gummiharz eines Baumes, ist ein anregendes Mittel. Asa foetida löst Krämpfe, ist ein gutes auswurfförderndes Mittel und ein natürliches Abführmittel. Eine Messerspitze Asa foetida, mit Linsen gekocht, fördert die Verdauung. Es entfacht *Agni,* entfernt Toxine und lindert Schmerzen.

Bei Ohrenschmerzen wird ein kleines Stück Asa foetida in ein Stück Baumwolle gewickelt und ins Ohr gelegt. Der Geruch wirkt schmerzlindernd.

Natriumcarbonat/Soda/Backpulver. Wenn es beim Kochen von Kichererbsen oder schwarzen Bohnen hinzugefügt wird, werden sie dadurch leichter, und der Kochprozeß wird gefördert. Dieses Mittel bindet Säure. Eine Messerspitze in eine Tasse warmes Wasser, zusammen mit dem Saft einer halben Zitrone, bringt Erleichterung bei überschüssiger Magensaure, Blähungen und Verdauungsstörungen. Eine halbe Tasse Soda dem Badewasser hinzugefügt, fördert den Kreislauf und macht die Haut weich. Soda wirkt lindernd bei Hautinfektionen, Nesselsucht und Hautausschlägen und fördert die Gesundheit und Hygiene der Haut.

Kalmuswurzel. Diese Heilpflanze ist heiß und durchdringend und wird als auswurfförderndes Mittel gebraucht. Sie ist ebenfalls ein Brechmittel.

Die Kalmuswurzel hat viele medizinische Eigenschaften. In Form von Pulver kann sie wie Schnupftabak genommen werden, um Erkältungen, Nebenhöhlenentzündungen und damit zusammenhängende Kopfschmerzen zu lindern. In vielen Fällen bewirkt sie einen Niesreiz, der den Atemtrakt reinigt.

Nach ayurwedischer Ansicht ist Kalmus ein Mittel gegen Konvulsionen und wird bei Epilepsie verwandt. Sie wirkt auf die höheren zerebralen Funktionen und auf das Gewebe des Gehirns und hilft, das Bewußtsein zu erweitern und zu klären. Kalmuswurzel ist das beste Antidot gegen die schädlichen Wirkungen von Marihuana. Marihuana übt eine toxische Wirkung auf die Leber- und Gehirnzellen aus; wenn jedoch eine kleine Menge Kalmuswurzelpulver zusammen mit dem Marihuana geraucht wird, wird diese Heilpflanze die toxischen Nebenwirkungen der Droge vollkommen neutralisieren. In der Tat können die Nebenwirkungen aller Psychedelika durch Kalmuswurzel neutralisiert werden. Um die Intelligenz bei einem heranwachsenden Kind zu fördern, wird ein Golddraht erhitzt und in die Mittel einer Kalmuswurzel in Richtung der Längsachse gesteckt. Dieses Präparat wird dann auf einem groben Stein verrieben und dann mit Muttermilch vermischt. Das Kind erhält dann einen halben bis ganzen Teelöffel von diesem Mittel. Es schützt auch das Kind vor *Kapha*-Störungen.

Kalmuswurzel wird ebenfalls verwendet, um das Gedächtnis zu verbessern. Man nimmt zu diesem Zweck eine Messerspitze des Wurzelpulvers zusammen mit einem viertel bis einem halben Teelöffel Honig, morgens und abends.

Zwei bis drei Tassen Kalmuswurzeltee wirken als Brechmittel. Diese Wirkung wird bei chronischem Husten und Asthma therapeutisch genutzt. Kalmuswurzel erweitert die Bronchien und löst Kongestionen im Brustbereich.

Das medizinische Kalmuswurzelöl kann an der Nasenschleimhaut eingesetzt werden und wird äußerlich zur Massage bei *Vata*- und *Kapha*-Störungen verwendet. Massagen mit diesem Öl helfen bei Verspannungen und Schmerzen der Muskulatur und bewirken ein Gefühl der Frische. Kalmuswurzel fördert den Kreislauf und ernährt das Muskelgewebe.

Kardamom. Kardamom ist aromatisch, anregend und erfrischend und entfacht auch das Verdauungsfeuer. Er erfrischt den Geist und regt die Herztätigkeit an.

Kardamom ist schwach zusammenziehend, süß und ein wenig scharf. Man sollte ihn nur in kleinen Mengen verwenden und ihn in den Tee streuen oder auf das Gemüse.

Kardamom stärkt das Herz und die Lungen. Er lindert Blähungen. Desweiteren lindert er Schmerzen, schärft den Geist, öffnet die Atmung und erfrischt den Atem.

Rizinusöl. Diese Substanz ist ein Abführmittel, dessen Unschädlichkeit sogar einen Gebrauch bei Säuglingen gestattet. (In diesem Fall sollte die Mutter ihren Finger in das Öl eintauchen und das Kind daran saugen lassen.) Bei chronischer Verstopfung sollte ein Eßlöffel Rizinusöl mit einer Tasse Ingwertee eingenommen werden. Dieses Tonikum neutralisiert Toxine und lindert Blähungen und Verstopfung.

Rizinusöl ist auch ein Antirheumatikum, da es ein natürliches, schmerzlinderndes und abführendes Mittel ist.

Der aus der Rizinuswurzel zubereitete Tee wird bei der Behandlung vieler *Vata*-Störungen wie Arthritis, Ischias, chronischen Rückenschmerzen und Muskelkrämpfen verwendet. Der Tee hat antiarthritische und entzündungshemmende Eigenschaften, löst Kongestionen und ist auch bei der Behandlung von Gicht wirksam.

Cayennepfeffer. Dieses Gewürz ist scharf und heiß und findet beim Kochen häufig Verwendung. Es entfacht das Verdauungsfeuer und ist ein gutes appetitanregendes Mittel. Es steigert den Kreislauf und wirkt schweißtreibend. Cayenne fördert die Darmentleerung und vernichtet Würmer und Parasiten. Er ist ein gutes Mittel bei Erkältungen, Husten und Kongestionen. Cayenne hat eine reinigende Wirkung auf den Dickdarm und auf die Schweißdrüsen. Zur innerlichen Anwendung kann man es in Kapselform verabreichen. Zwei Kapseln, zwei- bis dreimal täglich, helfen Blutgerinnsel aufzulösen. Es eignet sich für *Vata*- und *Kapha*-Störungen, aber nicht für *Pitta*-Störungen. Cayenne hilft die Schwere der Nahrung zu vermindern und macht sie leicht, schmackhaft und gut verdaulich. Cayenne sollte zu Fleisch, Linsen und Käse verwendet werden.

Zimt. Dies ist eine aromatische Heil- und Gewürzpflanze mit anregenden, antiseptischen und erfrischenden Eigenschaften. Der

Geschmack ist ein wenig scharf und zusammenziehend. Die Wirkung auf den Körper ist erhitzend.

Zimt ist ein gutes Mittel zur Entgiftung und schafft Frische, stärkt das Gewebe und erhöht dessen Spannkraft. Zimt hat auch schmerzlindernde Eigenschaften. Es lindert *Vata*- und *Kapha*-Störungen und kann auch bei *Pitta*-Erkrankungen verwendet werden, wenn es in kleinen Mengen gebraucht wird. Wenn es aber im Übermaß gebraucht wird, sind Störungen von *Pitta* die Folge. Zimt entfacht *Agni*, fördert die Verdauung und hat eine natürliche reinigende Wirkung. Es regt auch die Schweißabsonderung an. Es ist ein gutes Mittel, um Erkältungen, Kongestionen und Entzündungen zu lindern. Zimt, Kardamom, Ingwer und Nelken werden zusammen als Tee bei Husten, Kongestionen und zur Verdauungsförderung verwendet. Man sollte es nur in kleinen Mengen, messerspitzenweise, gebrauchen.

Nelke. Dies ist eine weitere aromatische Pflanze, mit heißen, scharfen, öligen und stechenden Eigenschaften. Daher wird *Pitta* durch dessen Gebrauch gestört. Nelken sind nützlich, um *Vata* und *Kapha* zu kontrollieren.

In Pulverform können Nelken zusammen mit Gemüse und Obst verwendet werden. Aus dem Pulver kann auch ein Tee bereitet werden. Fügt man dem Ingwertee eine Messerspitze Nelkenpulver zu, so hat dies einen günstigen Einfluß auf *Vata* und *Kapha.*

Nelken sind ein natürliches schmerzstillendes Mittel. Man verwendet Nelkenöl, um Zahnschmerzen zu lindern. Zu diesem Zweck wird ein kleines Stück Watte in Nelkenöl getaucht und an die schmerzende Stelle gelegt.

Bei Husten, Kongestionen, Erkältungen und Nebenhöhlenbeschwerden sind Nelken von guter Wirkung. Um Kongestionen zu lösen, werden einige Tropfen Nelkenöl in kochendes Wasser getan und die Dämpfe anschließend eingeatmet. Kongestionen und Verstopfungen der Nase werden so gebessert.

Trockener Husten wird durch das Kauen eines Nelkenstückes zusammen mit Kandiszucker gebessert. (Kandiszucker wird empfohlen, um keine Störung von *Pitta* zu verursachen, da Nelken scharf sind und ein brennendes Gefühl auf der Zunge erzeugen.)

Koriander. Es gibt zwei Arten von Koriander. Bei der einen handelt es sich um das frische Pflanzengrün; dieses wird als *Cilantro* bezeichnet. Die andere Form ist der getrocknete Same, der als Koriänder bezeichnet wird. Koriander ist ein aromatisches und anregendes Mittel, das die Verdauung fördert und auch kühlende Eigenschaften hat. Koriander ist ein natürliches harntreibendes Mittel und kann angewandt werden, wenn man ein brennendes Gefühl beim Wasserlassen spürt. Zu diesem Zweck werden die Samen in ein Sieb getan und das heiße Wasser darübergegossen und eine Weile ziehen gelassen. Duch diesen Tee wird der Harn alkalischer. Der Tee ist ebenfalls nützlich bei Blähungen, Verdauungsstörungen, Übelkeit und Erbrechen.

Frischer Koriandersaft hat anti-*pitta* Eigenschaften und wird bei Hautausschlägen, Nesselsucht und Dermatitis angewandt. Der Pflanzenbrei kann auf die Haut aufgetragen werden, um die Empfindung von Brennen zu lindern. Dieses Mittel hilft auch, das Blut zu reinigen.

Kümmel. Diese Heil- und Gewürzpflanze ist aromatisch, scharf und etwas bitter. Sie fördert die Verdauung und verbessert den Geschmack der Speisen. Desweiteren unterstützt sie die Absonderung der Verdauungssäfte.

Geröstetes Kümmelpulver ist nützlich bei Darmerkrankungen wie Durchfall oder Ruhr. Bei solchen Leiden wird eine Messerspitze Kümmel zusammen mit frisch zubereiteter Buttermilch eingenommen (siehe Rezeptteil — Anhang C).

Kümmel bringt auch Erleichterung bei Schmerzen und Krämpfen im Abdomen. Es ist ein sehr nützliches Mittel bei *Pitta*- und *Kapha*-Störungen.

Flachssamen. Flachssamen sind abführend, auswurffördernd und lösen Kongestionen. Bei diesen Störungen wird Flachstee empfohlen. Nimmt man abends eine Tasse davon, wird sich morgens der Stuhlgang ohne weiteres einstellen. Dieses Mittel unterstützt auch die Ausscheidung von Schleim durch den Stuhl.

Dieses einfache Hausmittel schafft auch Abhilfe bei Problemen wie Verstopfung, Aufgetriebenheit und Schmerzen, die vom abdominellen Bereich herrühren. Flachssamen erhöhen die körperliche Spannkraft und helfen Asthma und chronischen Husten zu bessern.

Knoblauch. Diese Heil- und Gewürzpflanze enthält Öl, ist aromatisch, heiß, bitter und scharf. Bei Zuständen, in denen *Vata* gestört ist, schafft Knoblauch Abhilfe und lindert Blähungen. Knoblauch fördert die Verdauung und die Aufnahme der Nährstoffe im Darm und ist auch eine gute 'verjüngende' Heilpflanze.

Viele spirituelle Menschen behaupten, daß Knoblauch »Rajas« ist (hemmt die spirituelle Entwicklung) und sich daher für Menschen, die einen solchen Weg eingeschlagen haben, nicht eignet. Knoblauch regt die sexuelle Energie an und ist daher denjenigen, die sexuelle Enthaltsamkeit üben, nicht zu empfehlen.

Von der spirituellen Kontraindikation abgesehen, ist Knoblauch sehr nützlich bei *Vata*-Störungen. Aufgrund seiner wärmenden Wirkung ist Knoblauch während des Winters und der nassen Jahreszeiten nützlich und lindert Schmerzen in den Gelenken. Aufgrund seiner heißen und scharfen Eigenschaften ist Knoblauch für Menschen mit einer *Pitta*-Konstitution nicht geeignet.

Diese Heilpflanze besitzt anti-rheumatische Eigenschaften und kann desweiteren auch bei trockenem Husten oder Kongestionen angewandt werden. Sie ist sehr hilfreich bei Kopfschmerzen, die von Nebenhöhlenerkrankungen herrühren, und bei Ohrenbeschwerden träufelt man drei bis vier Tropfen Knoblauchöl ins Ohr oder füllt das Ohr abends mit diesem Öl und schließt es durch einen Wattebausch. Am nächsten Morgen wird der Schmerz verschwunden sein.

Knoblauch bringt auch bei Zahnschmerzen Erleichterung. Empfindliche Zähne oder zurückweichendes Zahnfleisch können mit Knoblauchöl massiert werden.

Frischen Knoblauch kann man zum Kochen verwenden. Das Essen wird dadurch schmackhafter, leichter verdaulich und *Agni* wird dadurch entfacht. Frischer Knoblauch hat anti-*vata* und anti-*kapha* Eigenschaften.

Ghee. Ghee ist ein Produkt, das aus ungesalzener Butter hergestellt wird (siehe Rezeptteil — Anhang C). Es ist ein hervorragendes appetitanregendes Mittel, das *Agni* entfacht und auch den Geschmack der Speisen steigert. Da es die Absonderung der Verdauungssäfte anregt, fördert es auch die Verdauung. *Ghee* hilft auch die Intelligenz, Verständnis, Gedächtnis und *Ojas* zu steigern. Wenn es mit warmer Milch genommen wird, schafft es bei Verstopfung Abhilfe. *Ghee* wird zusammen mit verschiedenen Heilpflanzen verwendet, wodurch ihre Heilkräfte besser in die entsprechenden 'Gewebe' gelangen. In Verbindung mit Süßholz, Kalmuswurzel oder Kola wird es als ayurwedisches Heilmittel häufig angewandt (siehe Rezeptteil — Anhang C).

Ghee ist hilfreich bei chronischem Fieber, Anämie und Störungen des Blutes und ist nützlich zur Entgiftung. Es bewirkt keinen Anstieg des Cholesterins, wie das bei vielen anderen Ölen der Fall ist. *Ghee* hat anti-*vata,* anti-*pitta* und anti-*kapha* Eigenschaften, weswegen es beim Ausgleichen der *Tridoshas* hilfreich ist. *Ghee* fördert die Wundheilung und wirkt lindernd bei Magengeschwüren und Kolitis. Es übt einen allgemeinen guten Einfluß auf Augen, Nase und Haut aus.

Ingwer. Diese Heil- und Gewürzpflanze wird sowohl in frischer als auch in getrockneter Form angewandt. In beiden Formen ist sie aromatisch und scharf. Ingwer ist ein Anregungsmittel und ein Karminativum. Frischer Ingwer enthält mehr Wasser und ist milder; die Pulverform hat eine durchdringendere Wirkung.

Tee, aus frischem Ingwer bereitet, ist gut für *Vata*- und *Pitta*-Menschen. Der getrocknete Ingwer, der sehr konzentriert und stark ist, eignet sich gut für *Kapha*-Menschen. Ingwer wirkt schweißtreibend, entfacht *Agni,* neutralisiert Toxine und fördert die Verdauungsprozesse und die Aufnahme der Nahrung im Darm. Ingwer wirkt lindernd bei Halsentzündungen, gewöhnlichen Erkältungen, Kongestionen und Nebenhöhlenbeschwerden. Ingwerwurzelpulver in heißem Wasser aufgelöst, ergibt einen Tee, den man gut mit Honig trinken kann.

Um einem Zustand von niedrigem *Agni* entgegenzuwirken, kann man frischen Ingwer zusammen mit einer kleinen Menge Knoblauch essen. Diese Mischung entfacht *Agni,* so daß der Appetit wiederkehrt. Eine Messerspitze Salz mit einem halben Teelöffel frisch geriebenem Ingwer ist auch ein hervorragendes appetitanregendes Mittel.

Ingwer ist eines der besten Hausmittel für *Kapha*-Probleme wie Husten, Schnupfen und Kongestionen des Halses.

Bei Kopfschmerzen bereitet man eine Paste aus einem halben Teelöffel Ingwerpulver, das mit Wasser vermischt erwärmt, und dann auf die Stirn aufgetragen wird. Diese Paste ruft ein leichtes Brenngefühl hervor, ohne jedoch der Haut zu schaden, und nimmt die Kopfschmerzen.

Ingwer kann auch als Gewürz beim Kochen verwendet werden und ist besonders hilfreich bei kaltem Wetter. Durch die Anwendung von Ingwer sind die Speisen weniger schwer und werden leichter verdaut. Ingwer hilft den Darm zu reinigen und fördert die regelmäßige Darmentleerung.

Ingwer kann auch äußerlich auf schmerzhafte Gelenke und Muskeln gegeben werden. Ingwer bewirkt die Freisetzung von stagnierender Energie und fördert so den Kreislauf und lindert die Schmerzen. Bei Muskelschmerzen ist ein Ingwerbad zu empfehlen. Geriebener Ingwer wird in ein Tuch getan und so am Wasserhahn befestigt, daß das Wasser über den Ingwer fließt. Dieses Ingwerwasser lindert Schmerzen und hat eine erfrischende und entspannende Wirkung.

Asiatisches Wassernabelkraut (Hydrocotyle asiatica). Das Blatt dieser Pflanze sieht aus wie die zwei Großhirnhälften. Asiat. Wassernabelkraut wirkt auf das Gewebe des Gehirns. Es ist ein sehr nützliches Mittel, um das Gedächtnis und die Intelligenz zu entwickeln. Es wirkt anregend auf das Gehirn selbst, wodurch Verständnis und Auffassungsvermögen erweitert werden.

Asiat. Wassernabelkraut lindert die Folgen von Streß und beruhigt den Geist. Im Sanskrit wird diese Pflanze als *Brahmi* bezeichnet (*Brahma* = kosmisches Bewußtsein). Diese Pflanze fördert den Energiefluß zwischen der rechten und linken Gehirnhälfte. Sie löst auch Stauungszustände und wird bei Nebenhöhlenbeschwerden gebraucht. Um die reinigende Wirkung bei Verschleimungen zu nutzen, wird die Pulverform gebraucht: man nehme einen viertel Teelöffel mit Honig, morgens und abends. Die Hauptwirkung vom asiat. Wassernabelkraut bezieht sich auf den Geist und das höhere Bewußtsein. Um einen festen Schlaf und ein friedliches, frisches Erwachen zu fördern, kann man eine Tasse des Tees vor dem Schlafengehen zu sich nehmen.

Honig. Diese Substanz erzeugt Hitze im Körper; daher vermindert sie *Vata* und *Kapha*. Der Geschmack ist süß und zusammenziehend. Honig ist gut zur Heilung von inneren und äußeren Geschwüren. Honig hat wie *Ghee* die Eigenschaft, die Wirkstoffe der Heilpflanzen in die entsprechenden 'Gewebe' zu transportieren und wird daher als Medium für viele Substanzen eingesetzt. Honig ist ein hervorragendes blutreinigendes Mittel und hat auch einen guten Einfluß auf Augen und Zähne. Honig lindert Erkältungen, Husten und Kongestionen. Äußerlich auf Wunden aufgetragen, unterstützt Honig den Heilungsprozeß.

Honig und Wasser zusammen genommen erhöhen die Spannkraft des Körpers und helfen, die Nieren zu spülen. In Maßen genommen, reduziert Honig das Fettgewebe. Honig sollte nicht gekocht werden, da der Kochprozeß seine Eigenschaften so verändert, daß seine Verträglichkeit für den Körper verlorengeht. Erhitzter Honig kann den Verdauungstrakt belasten und die Bildung von Toxinen anregen.

Süßholz. Diese Substanz ist süß und ein wenig zusammenziehend. Sie ist ein natürliches auswurffördemdes Mittel. Süßholz reinigt die Mundhöhle, fördert den Speichelfluß und vermehrt die Absonderungen im Magen-Darmtrakt. Durch das Kauen eines Süßholzstückes werden Mund und Zähne gereinigt und dem Zahnverfall entgegengewirkt. Süßholz hat auch eine keimtötende Wirkung. Es kann bei Husten, Erkältungen und Kongestionen verwendet werden. Zu diesen Zwecken wird es in Form von Süßholztee gebraucht, um den Auswurf zu fördern.

Süßholz ist ebenfalls ein Emetikum. Zwei bis drei Gläser starken Süßholztees bewirken Übelkeit und Erbrechen, was übermäßigen Schleim, der sich im Magen angesammelt hat, entfernen hilft, wie auch den übermäßigen Schleim, der Kongestionen im Brustraum verursacht.

Süßholz ist auch ein sehr nützliches Mittel bei Magengeschwüren und Magenschleimhautentzündungen. Zur Behandlung dieser Leiden nimmt man einen Teelöffel Süßholzpulver, oder etwas weniger, auf eine Tasse Tee.

Man kann ein medizinisches Süßholzöl herstellen, oder es auch mit *Ghee* zum innerlichen medizinischen Gebrauch vermischen. Dieses Präparat findet bei Diabetes, Bronchitis, Erkältungen und wiederholten Asthmaanfällen Verwendung (siehe die Herstellung von Süßholz-*Ghee* im Rezeptteil — Anhang C.)

Süßholz-*Ghee* kann äußerlich auf Wunden aufgetragen werden. Septische oder schlecht heilende Wunden werden durch die äußere Anwendung von Süßholz-*Ghee* geheilt. Regelmäßige Einnahme von Süßholz-*Ghee* (einen halben Teelöffel täglich) hilft, die Entzündung von Magengeschwüren zu lindern.

Bei Gallenblasenentzündungen ist Süßholz ebenfalls sehr wirksam. Nach dem Essen genommen, fördert Süßholztee die Verdauung und ist hilfreich bei Verstopfung.

Senf. Senf ist sehr scharf, heiß, durchdringend und ölig. Die Samen werden als Küchengewürz verwendet. Senf entfacht *Agni* und neutralisiert Toxine. Senf muß jedoch vorsichtig verwendet werden, da es Störungen von *Pitta* bewirken kann.

Senf wirkt als Analgetikum und lindert Muskelschmerzen. Senf ist ein Karminativum und hilft auch, Kongestionen zu lösen. Senfpulver, mit Wasser vermischt, kann als Breiumschlag verwendet werden. Dieser sollte jedoch nicht unmittelbar auf die Haut gelangen, da es sonst zur Bläschenbildung kommen kann. Der Senfbrei wird auf ein Tuch aufgetragen und dieses dann auf die Haut aufgelegt, um Gelenk- oder Brustschmerzen zu lindern.

Senf kann auch zu heißen Umschlägen bei Muskelkrämpfen verwendet werden. Senfsamen werden in einem kleinen Tuch zusammengebunden und das Tuch in heißes Wasser gelegt. Hände und Füße werden dann in dieses Wasser getaucht, um Gelenk- und Muskelschmerzen zu lindern. Senfsamen, mit Wasser vermischt, entspannen die Muskulatur.

Senf kann man zum Kochen und Braten verwenden. Sesamöl wird in einer Pfanne erhitzt; wenn das Öl heiß ist, werden ungefähr zwei Fingerspitzen Senfsamen mit Knoblauch, Zwiebeln und Gemüse gebraten. Das Gemüse wird dadurch leicht und gut verdaulich. Senf kann bei Verdauungsstörungen, Auftreibung des Abdomens und bei Unwohlsein, das von einer gestörten Verdauung herrührt, verwendet werden.

Muskatnuß. Die Muskatnuß ist aromatisch und anregend. Sie wird verwendet, um den Geschmack von Tee und Milch zu verbessern. Mit Milch zusammen genommen, dient sie als Tonikum für das Gehirn und das Herz. Sie wird ebenfalls verwendet, um sexuelle Schwäche zu beheben. Muskatnuß ist ebenfalls wirksam bei der Behandlung von unfreiwilligem Urinabgang, allgemeiner Schwäche, Durchfall, Blähungen, dumpfen Schmerzen im Abdomen, Appetitverlust und Leber- und Milzstörungen.

Muskatnuß ist ein Beruhigungsmittel und bewirkt einen natürlichen Schlaf und ist daher hilfreich bei Schlaflosigkeit. Aufgrund seiner starken Wirkung sollte es in kleinen Mengen genommen werden — jeweils eine Fingerspitze — und nur von Erwachsenen.

Es ist ein sehr nützliches Mittel für *Vata*- oder *Kapha*-Menschen. Bei Menschen, die eine *Pitta*-Konstitution haben, kann Muskatnuß in kleineren Mengen verwendet werden.

Zwiebel. Die Zwiebel ist ein starkes Reizmittel, scharf und aromatisch. Innerlich genommen, wirkt sie erhitzend. Ihre Dämpfe enthalten Ammoniak, sie reizen die Augen und bewirken Absonderungen der Nase und der Augen. Zwiebeln regen die Sinne an; fühlt man sich schwach oder schwindlig, bringt das Einatmen der Dämpfe einer aufgebrochenen Zwiebel rasche Hilfe. Zwiebeln fördern die Verdauung und regen die sexuelle Energie an. Sie sind ein *Rajas*-Nahrungsmittel, und daher denjenigen, die sexuelle Enthaltsamkeit als spirituelle Disziplin üben, nicht zu empfehlen.

Gekochte Zwiebeln sind süß und weniger scharf. Wenn sie als Breiumschlag auf ein Furunkel aufgelegt werden, bringen sie es zur Reifung. Hohes Fieber und dadurch hervorgerufene Krämpfe können durch das Auflegen von rohen, geriebenen Zwiebeln, die man in ein Tuch wickelt, gelindert werden, wobei sie entweder auf die Stirn oder auf das Abdomen gelegt werden.

Zum Einatmen durch die Nase oder als Augentropfen können Zwiebeln bei akuten epileptischen Anfällen angewandt werden. Sie helfen auch, den Cholesterinspiegel zu senken und sind ein gutes Herztonikum; Zwiebeln bewirken eine Verlangsamung des Pulses. Eine halbe Tasse frischer Zwiebelsaft, mit zwei Teelöffeln Honig innerlich genommen, ist hilfreich bei Asthma, Husten, Krämpfen, Übelkeit und Erbrechen. Dieses Mittel hilft auch, Darmparasiten zu töten. Eine geriebene Zwiebel mit einem halben Teelöffel Curcuma und einem halben Teelöffel Currypulver lindert Gelenkschmerzen, wenn man diese Paste auf die betroffenen Stellen auflegt.

Pfeffer (schwarz). Pfeffer ist ein heißes und scharfes Gewürz und ein Anregungsmittel, das *Agni* entfachen hilft. Pfeffer steigert die Absonderung der Verdauungssäfte und verbessert den Geschmack der Speisen. Verstopfung, trockene Hämorrhoiden, Blähungen und Appetitmangel werden durch den Gebrauch von Pfeffer gebessert. Um Würmer im Dickdarm zu bekämpfen, kann man dieses Gewürz mit einer kleinen Menge Honig zusammen nehmen. Gemahlener Pfeffer sollte ausschließlich aus ganzen Pfefferkörnern hergestellt werden.

Schwarzer Pfeffer hat auch abschwellende Eigenschaften. Bei Nesselsucht wird eine Messerspitze mit *Ghee* vermengt und äußerlich aufgetragen. Schwarzer Pfeffer ist heiß und scharf, doch wenn er mit *Ghee* vermischt wird, ist er bei *Pitta*-Störungen wie Dermatitis und Nesselsucht hilfreich.

Salz. Die meisten Menschen benützen Salz lediglich, um den Geschmack der Speisen zu verbessern, es hat jedoch auch medizinische Eigenschaften. Salz enthält 'Wasser' und ist ein Meeresprodukt. Da es 'Wasser' und 'Feuer' enthält, bewirkt es Störungen von *Pitta* und *Kapha.* Man sollte nur kleine Mengen beim Kochen verwenden.

Bei Blähungen und Auftreibungen des Abdomens schafft Salz Abhilfe. Es reinigt den Mund, regt die Absonderungen des Verdauungstraktes an und fördert die Verdauung.

Bei äußeren Schwellungen kann Salz angewandt werden. Zu diesem Zweck wird es in einer Pfanne erhitzt und in ein Leinsäckchen getan, welches dann aufgelegt wird. Salz ist auch ein natürliches schmerzlinderndes Mittel und kann als örtliches Mittel äußerlich angewandt werden. Salz fördert die Drainage von Flüssigkeiten: um *Kapha* zu reinigen und eine Verstopfung der Nase zu beheben, führt man einige Tropfen einer konzentrierten Salzlösung in die Nase ein.

Curcuma - Gelbwurz. Diese aromatische Heil- und Gewürzpflanze ist ein Anregungsmittel und hat viele nützliche Eigenschaften. Gelbwurz ist bitter, ein wenig scharf, ist ein gutes blutreinigendes Mittel, wirkt als verdauungsförderndes Tonikum und löst Kongestionen. Bei Erkrankungen der Atemwege wie Husten und Asthma wirkt Curcuma beruhigend und lindernd. Deweiteren hat Curcuma antiarthritische und antibakterielle Eigenschaften.

Eiweißreiche Speisen kann man mit Curcuma würzen, um sie verdaulicher zu machen und Blähungen vorzubeugen. Curcuma ist auch ein wirksames Mittel, um die physiologische Flora des Dickdarmes zu erhalten.

Bei Mandelentzündungen und Kongestionen des Halses kann man mit Curcuma gurgeln; zu diesem Zweck gibt man je zwei Fingerspitzen Curcuma und Salz in ein Glas heißes Wasser.

Curcuma hat entzündungshemmende Eigenschaften. Bei Abschürfungen, Prellungen oder durch Trauma bedingten Schwellungen kann Curcumabrei örtlich angewandt werden. Einem halben Teelöffel Curcuma fügt man eine Messerspitze Salz zu und trägt den Brei auf die betroffene Stelle auf, wodurch Schmerz, Schwellung und Entzündung rasch abklingen.

Bei der Behandlung von Diabetes ist Curcuma ebenfalls nützlich. Vier bis fünf Kapseln nach jeder Mahlzeit genommen, helfen die normalen Blutzuckerwerte wiederherzustellen.

Ampfer (Rumex crispus). Diese Heilpflanze wird in der amerikanischen und englischen Pflanzenheilkunde sehr geschätzt**. Ampfer hat anti-*pitta* Eigenschaften, reinigt das Blut, ist ein Abführmittel und wirkt auch entzündungshemmend. Daher wird Ampfer bei arthritischen Symptomen und zur Linderung der Schmerzen, der Empfindlichkeit und der Rötung gebraucht. Der Tee ist auch wirksam bei Dermatitis, blutenden Hämorrhoiden und entzündeten Hautausschlägen am Nacken, Rücken und unter den Achseln.

Aufgrund seiner entgiftenden Eigenschaften reinigt Ampfer das Blut und wirkt beruhigend, wenn das Gleichgewicht von *Pitta* gestört ist. Die Wurzel ist eine nützliche äußere Anwendung bei Geschwüren, Hautinfektionen und schlecht heilenden Schürfwunden.

** Anm. d. Übers. — Der Ampfer spielt bei uns in der Pflanzenheilkunde keine große Rolle.

Metalle *

Neben dem medizinischen Gebrauch von Heilpflanzen werden im Ayurweda auch die Heilkräfte von Metallen, Edelsteinen und Steinen genutzt. Den ayurwedischen Lehren zufolge ist die Energie des allumfassenden Bewußtseins in allen erschaffenen Dingen. Alle Formen der Materie sind nur äußere Manifestationen dieser Energie. *Prana,* die Lebenskraft, entspricht dieser allumfassenden Energie, die die Essenz aller Materie ist. Metalle, Steine und Edelsteine sind daher die äußeren Manifestationen bestimmter Energieformen. Diese Substanzen enthalten *Prana*-Energie, die zu Heilzwecken genutzt werden kann. Die alten *Rishis* Indiens haben diese heilende Energiewirkungen durch Meditation entdeckt.

Durch den Gebrauch von Edelsteinen und Metallen kann schädlichen Einflüssen auf Körper, Geist und Bewußtsein entgegengewirkt werden. Wenn Edelsteine und Metalle mit der Haut in Berührung kommen, üben sie einen elektromagnetischen Einfluß auf die Körperzellen und die tieferen Gewebe aus. Drohende Leberstörungen können zum Beispiel durch das Tragen eines Armbandes aus Blei und Silber abgewendet werden.

Die körperliche Gesundheit hängt sowohl von kosmischen Einflüssen als auch vom jeweiligen spirituellen und geistigen Zustand des betreffenden Menschen ab. Genauso wie ein Haus durch einen kupfernen Blitzableiter vor Blitzeinschlag geschützt wird, so kann der Körper vor elektrischer und magnetischer Strahlung in der Atmosphpäre durch den Gebrauch von Edelsteinen und Metallen geschützt werden. Reine Metalle strahlen ein astrales Licht ab, das eine kräftige Gegenwirkung den negativen Einwirkungen der Planeten gegenüber entfaltet.

Alle Metalle enthalten große Heilkräfte. Die Schwermetalle wie Quecksilber, Gold, Silber, Kupfer, Eisen, Blei und Zinn werden zu Heilzwecken gebraucht. Auch reine Metalle können jedoch Verunreinigungen enthalten, die eine toxische Wirkung auf le-

* Bei unsachgemäßem Gebrauch können die folgenden Metalle toxische Wirkungen entfalten. Sie sollten daher nur unter der Aufsicht eines qualifizierten Arztes angewandt werden.

benswichtige Organe wie Nieren, Leber, Milz und Herz entfalten. Daher schreiben die ayurwedischen Lehren besondere Methoden zur Reinigung der Metalle vor. Das betreffende Metall wird erhitzt und mit Öl, Kuhurin, Milch, Ghee, Buttermilch oder saurem Getreidebrei behandelt. Diese alten Methoden bewirken eine subtilere Reinigung als bloße chemische Verfahren, wodurch sich die Wirkung des jeweiligen Metalles auf das Körper'gewebe' frei von toxischen Nebenwirkungen entfaltet. Im folgenden wird die Heilwirkung einiger Metalle beschrieben.

Kupfer: ist von guter Wirkung, wenn ein Übermaß an Kapha und Fettgewebe gegeben ist. Es ist ein gutes Tonikum für Leber, Milz und das Lymphsystem, und ist besonders nützlich für Menschen, die zu Fettansatz, Flüssigkeitsretention oder zu Lymphstauungen neigen. Kupfer ist auch nützlich bei der Behandlung von Anämie.

Zur Behandlung von Fettleibigkeit, Leber- und Milzstörungen werden zehn Kupfermünzen in Kalkwasser gewaschen und dann in einem Liter Wasser solange gekocht, bis ein halber Liter im Gefäß verbleibt. Zwei Teelöffel dieses Kupferwassers sollten dreimal täglich für die Dauer eines Monates eingenommen werden. Ebenfalls nützlich ist es, ein kupfernes Armband zu tragen.

Gold: ist ein wirksames Nerventonikum. Es verbessert das Gedächtnis, stärkt den Herzmuskel und steigert die Lebenskraft. Gold ist nützlich bei Hysterie, Epilepsie, beim Herzinfarkt und bei Lungen- und Milzschwäche.

Gereinigtes Gold kann zu Asche verwandelt werden, wenn es in einem Feuer verbrannt wird. Die Energie des Goldes kann auch durch den Gebrauch von arzneilichem Goldwasser genutzt werden. Zur Herstellung dieses Wassers wird ein goldener Schmuckgegenstand (ohne Stein) zusammen mit einer Wassermenge, die etwa zwei Gläsern entspricht, in einen Topf gegeben und solange gekocht, bis ungefähr die Hälfte des Wassers verdunstet ist. Während dieses Vorganges wird die elektronische Energie des Goldes auf das Wasser übergehen. Von diesem Wasser wird ein Teelöffel zwei- bis dreimal täglich genommen. Goldwasser hat eine energetisierende Wirkung auf das Herz, wodurch ein schwacher Puls sich kräftigt und stark wird. Goldwasser verbessert das

Gedächtnis, die Intelligenz und das Auffassungsvermögen und regt das Erwachen des Bewußtseins an.
Gold hat erhitzende Eigenschaften und sollte daher bei Menschen, die eine *Pitta*-Konstitution haben, mit entsprechender Vorsicht angewandt werden. Manche Menschen vertragen Gold nicht und bekommen einen Hautausschlag, wenn es bei ihnen angewandt wird.

Eisen: übt einen guten Einfluß auf Knochenmark, Knochengewebe, die roten Blutzellen, Leber und Milz aus. Es steigert die Bildung der roten Blutzellen, weswegen man die Asche zur Behandlung von Anämie verwendet. Eisen ist ein wirksames Mittel bei Leber- oder Milzvergrößerungen. Es kräftigt die Muskulatur und das Nervengewebe und hat verjüngende Eigenschaften.

Blei: ist bei Hautkrankheiten von großer Wirksamkeit. Es wird ebenfalls bei der Behandlung von Ausfluß, Weißfluß, Schwellungen, Gonorrhoe und Syphilis verwendet.

Quecksilber: ist ein sehr schweres Metall, das von tiefgreifender Wirkung ist. Es hilft das Enzymsystem anzuregen, und hat einen umwandelnden und regenerierenden Einfluß auf das 'Gewebe'. In der indischen Mythologie wird Quecksilber als der Samen des Gottes Shiwa dargestellt. Quecksilber fördert die Intelligenz und erweckt das Bewußtsein. Es sollte niemals für sich alleine, sondern immer zusammen mit Schwefel verwendet werden. Die Wirkung bestimmter Heilpflanzen wird um das Vieltausendfache erhöht, wenn sie zusammen mit Quecksilber und Schwefel angewandt werden. Durch diese beiden Metalle gelangen die Heilkräfte der Pflanzen zu den subtilen 'Kanälen' und 'Geweben' des Körpers.

Silber: ist ebenfalls ein sehr wichtiges Metall in der Heilkunde. Silber hat kühlende Eigenschaften und ist daher nützlich, um ein Übermaß an *Pitta* zu behandeln. Silber fördert Kraft und Vitalität. Es kann auch bei der Behandlung von *Vata*-Leiden verwendet werden; bei der Behandlung von *Kapha*-Menschen jedoch sollte Silber mit Vorsicht angewandt werden. Silber ist hilfreich bei der Behandlung von Abmagerung, chronischem Fieber, Schwächezuständen nach Fieber, Sodbrennen, entzündlichen Zuständen des Darmtraktes, Überaktivität der Gallenblase und zu starker Regelblutung. Silberasche ist sehr nützlich bei entzündlichen Herzerkrankungen und Leber- und Milzstörungen.

Silberwasser wird in der gleichen Art und Weise wie Goldwasser hergestellt. Um Kraft und Vitalität zu steigern, sollte man Milch trinken, die in einem Silberbehälter erhitzt worden ist.

Zinn: ist ein natürliches verjüngendes Element. Gereinigte Zinnasche wird zur Behandlung von Diabetes, Gonorrhoe, Syphilis, Asthma, Infektionen der Luftwege, Anämie und Hauterkrankungen verwendet, sowie bei Lungenerkrankungen und Lymphstauungen.

Die Therapie mit Steinen, Edelsteinen und Farben

Ähnlich den Metallen enthalten Steine, Edelsteine und auch Farben energetische Schwingungen mit heilenden Kräften. Die heilende Energie der Steine und Edelsteine kann durch Tragen in Form von Ringen oder Halsketten genutzt werden, oder auch dadurch, daß sie über Nacht in Wasser gelegt werden und das Wasser am nächsten Tag getrunken wird. Edelsteine können dadurch gereinigt werden, daß man sie zwei Tage lang in Salzwasser legt.

Durch ihre positiven und negativen Schwingungen geben Edelsteine Energie ab und ziehen auch Energie an. Sie aktivieren Energiezentren im Körper und helfen so, die Sensibilität zu entwickeln.

Es folgt eine Liste der Edel- und Halbedelsteine, die den Menschen nützlich sind, die in den ihnen zugeordneten Monaten geboren sind, sowie Beschreibungen der Eigenschaften und Verwendungszwecke einer Reihe von bekannten Edel- und Halbedelsteinen.

Kalender der Monatssteine

Januar — Granat
Februar — Amethyst
März — Karneol
April — Diamant
Mai — Achat
Juni — Perle
Juli — Rubin
August — Saphir
September — Mondstein
Oktober — Opal
November — Topas
Dezember — Rubin

Verwendung der Edel- und Halbedelsteine

Zur Heilung — Amethyst, Karneol, Perle
Zur Erfahrung subtiler Energiewirkungen — Diamant, Lapislazuli, Rubin
Um die Kreativität zu fördern — Karneol, Perle
Zur Entwicklung von psychischen Fähigkeiten — Lapis linquis
Um Aufnahmefähigkeit zu fördern — Achat, Beryll
Zum allgemeinen Schutz — Beryll, Lapis linquis
Zum Schutz gegen Kälte — Flußstahl
Zum Schutz gegen Zorn — Perle, Opal

Achat. Ist von rauchiger Farbe. Achat schützt Kinder vor Ängsten und hilft, Kleinkindern das Gehen früher zu erlernen und ihr Gleichgewicht zu halten. Dieser Halbedelstein regt das spirituelle Erwachen an. Achat ist nützlich bei *Kapha*-Störungen. Er enthält die Elemente Äther, Luft und Feuer. Diesen Stein sollte man an einer goldenen Halskette tragen.

Amethyst. Dieser Stein ist von purpurner, blauer oder violetter Farbe. Der Amethyst enthält die Elemente Äther und Wasser. Er verleiht seinem Träger Würde, Liebe, Mitgefühl und Hoffnung. Dieser Halbedelstein hilft, ein gefühlsbetontes Temperament zu beherrschen und ist hilfreich, wenn das Gleichgewicht von *Vata* und *Pitta* gestört ist. Der Amethyst sollte an einer goldenen Halskette getragen werden.

Beryll. Ist von gelber, grüner oder blauer Farbe. Beryll enthält 'Feuer' und 'Äther'. Dieser Stein regt *Pitta* übermäßig an, ist aber hilfreich bei einem Übermaß an *Vata* und *Kapha.* Dieser Halbedelstein fördert Intelligenz, Macht, Prestige, hebt gesellschaftliche Stellung und auch das Wertempfinden für Kunst und Musik. Dieser Stein sollte an einer silbernen Kette getragen werden oder in einem silbernen Ring am linken Ringfinger.

Diamant: Es gibt weiße, blaue und rote Diamanten. Die Energie dieses sehr wertvollen Edelsteines bringt subtile Schwingungen zum Herzen, Gehirn und den tieferen 'Geweben'. Der rote Diamant hat feurige Energie, die *Pitta* anregt, der blaue hingegen eine kühlende Energie, die *Pitta* beruhigt und *Kapha* anregt. Der farblose Diamant regt *Vata* und *Kapha* an, und beruhigt *Pitta.* Im Ayurweda wird der Diamant in ein Glas Wasser getan und das Wasser am nächsten Tag getrunken.

Von allen Edelsteinen hat der Diamant die größte verjüngende Kraft. Der Diamant bringt seinem Träger Wohlstand und wirkt spirituell erhebend. Dieser Stein fördert enge Bindungen in Beziehungen, weswegen er von jeher mit der Ehe in Verbindung gebracht wird. Der Diamant enhält die Elemente Äther, Luft, Feuer, Wasser und Erde und sollte, in einem goldenen Ring gefaßt, am rechten Ringfinger getragen werden. Erwähnenswert ist die Tatsache, daß Diamanten von niedriger Qualität negative Wirkungen auf den Körper entfalten.

Edelkoralle (Corallum rubrum). Dieser dem Meer entstammende Edelstein nimmt die Energie des Planeten Mars auf. Die Edelkoralle enthält auch Kalziumcarbonat. Ihre Wirkung beruhigt *Pitta.* Sie ist ein blutreinigendes Mittel und hilft Haß, Zorn und Eifersucht zu beherrschen, wenn sie am Zeige- oder Ringfinger der rechten Hand getragen wird. Sie enthält die Elemente Wasser, Erde und Feuer.

Granat. Der Granat gehört zu den Silikaten und kommt in einer Reihe von Farben, wie Rot, Braun, Schwarz, Grün, Gelb und Weiß vor. Rote, gelbe und braune Granate haben eine erhitzende Wirkung und sind nützlich bei *Vata-* und *Kapha*-Störungen. Weiße und grüne Granate sind aufgrund ihrer kühlenden Eigenschaften bei *Pitta*-Störungen nützlich. Rote Granate enthalten das Feuer- und Erdelement; grüne das Feuer- und Luftelement; und weiße schließlich das Wasserelement. Bei *Vata-* und *Kapha-*Störungen ist eine Silberfassung vorzuziehen.

Karneol. Dieser Quarzstein enthält kleine Tröpfchen von roter Farbe. Karneol hilft, Blutungen zu stillen und ist das beste blutreinigende Mittel. Desweiteren fördert er die spirituelle Erziehung von Kindern. Dieser Stein ist sowohl hilfreich bei Leber- und Milzstörungen als auch bei Anämie. Der Karneol enthält 'Feuer' und 'Wasser' und sollte an einer goldenen Halskette in der Nähe des Herzens getragen werden.

Lapislazuli. Dieser Halbedelstein ist blau, violett oder grün. Er stärkt die Augen und wird bei verschiedenen Augenstörungen gebraucht. Lapislazuli ist ein himmlischer, heiliger Stein. Er verleiht Körper, Geist und Bewußtsein Kraft und sensibilisiert seinen Träger für höhere spitituelle Schwingungen. Er enthält das Feuer-, Äther- und Wasserelement. Lapislazuli ist gut bei *Vata-* und *Kapha*-Störungen und sollte an einer goldenen Halskette getragen werden.

Lapis Linquis. Dieser Stein hat ähnliche Eigenschaften wie der Lapislazuli. Er ist hilfreich bei der Meditation und bringt Glück.

Mondstein: Dieser weiße oder graue Stein nimmt die Mondenergie auf, wie seine physische Ähnlichkeit zum Mond andeutet. Mit seiner kühlenden Energie beruhigt der Mondstein den Geist und ist nützlich bei *Pitta*-Störungen. Er enthält das Wasser- , Luft- und Äther-Element. Der Mondstein hat eine enge Beziehung zu den Gefühlen des Menschen und hat eine Wirkung auf das 'Wasser' im Körper. Ein Mensch, der an emotionellem Streß leidet und zur Zeit des Neumondes oder Vollmondes Störungen erlebt, sollte einen in einem Silberring gefaßten Mondstein am rechten Ringfinger tragen. Der Mondstein ist sowohl bei *Vata-* als auch bei *Pitta*-Störungen nützlich, wird jedoch *Kapha* verschlimmern.

Opal. Dieser rote, gelblich-rote, oder orange-gelbe Stein fördert das Wachstum bei Kindern, Gefühle des Wohlwollens und die Freundschaft. Der Opal ist der Edelstein Gottes und der Stein der Liebe, Treue, des Mitgefühls, der Kreativität und des Verständnisses in Beziehungen. Er enthält die Elemente Wasser, Feuer und Äther. Dieser Stein ist nützlich bei *Vata-* und *Kapha-*Zuständen und sollte in einem goldenen Ring gefaßt am rechten Zeigefinger oder an einer Goldkette um den Hals getragen werden.

Perle. Dieser Edelstein ist ein organisches Produkt aus der von Austern gebildeten Perlmutter. Die Perle vereinigt die Elemente Wasser, Erde und Luft. Sie enthält Kalziumcarbonat, hat eine kühlende Wirkung und eine beruhigende, heilende Schwingung. Die Perle hat anti-*Pitta* Eigenschaften und reinigt auch das Blut. In der gereinigten Form von Asche wird die Perle innerlich bei Magen- und entzündlichen Darmerkrankungen gebraucht und kann ebenfalls bei der Behandlung von Hepatitis und Gallensteinen verwendet werden. Ein Mensch, der an Galleerbrechen leidet, kann mit Perlenasche wirksam behandelt werden.

Die Perle ist ein Hämostatikum und wird daher zur Behandlung von Störungen wie Zahnfleischbluten, Bluterbrechen, Blut im Sputum und blutenden Hämorrhoiden verwendet.

Die Perle hat kräftigende Eigenschaften und fördert die Lebenskraft. Die elektrische Energie der Perle kann durch die Bereitung von Perlenwasser genutzt werden. Dazu werden vier oder fünf kleine Perlen über Nacht in ein Glas Wasser gelegt. Dieses Wasser wird am nächsten Tag als Tonikum genommen. Ein brennendes Gefühl der Augen sowie brennender Urin werden dadurch gebessert. Perlenwasser ist ein natürliches Antazidum und hilft bei akuten entzündlichen Zuständen. Eine Perle sollte in einem silbernen Ring gefaßt am rechten Ringfinger getragen werden.

Rubin. Dieser rote Edelstein fördert die Konzentration und verleiht geistige Kraft. Der Rubin stärkt das Herz. Dieser Stein enthält das Feuer-, Luft- und Äther-Element. *Pitta* reagiert empfindlich auf diesen Edelstein, der jedoch eine gute Wirkung bei einem Übermaß an *Vata* und *Kapha* zeigt. Den Rubin sollte man in einem Gold- oder Silberring gefaßt am linken Ringfinger tragen.

Saphir. Der Saphir ist von violetter oder purpurner Farbe und wirkt neutralisierend auf *Vata.* Er wird verwendet, um den negativen Wirkungen des Planeten Saturn entgegenzuwirken, und hilft bei Erkrankungen wie Rheumatismus, Ischias, neurologischen Schmerzen, Epilepsie, Hysterie und allen *Vata*-Störungen. Der Saphir enthält die Elemente Luft und Äther und sollte in Gold gefaßt um den Hals getragen werden.

Topas. Dieser Stein ist von strohgelber, weingelber, grünlicher oder rötlich-blauer Farbe. Dieser Halbedelstein fördert die Leidenschaft und lindert Angst. Topas verleiht Kraft und Intelligenz. Er enthält die Elemente Feuer, Äther und Luft und sollte am rechten Zeigefinger in einem Goldring gefaßt oder an einer goldenen Halskette getragen werden.

Farbe

Die ayurwedische Therapie macht sich auch die Heilkraft verschiedener Farben zunutze. Die sieben natürlichen Grundfarben, die im Regenbogen sichtbar werden, stehen in einer bestimmten Beziehung zu den verschiedenen 'Geweben' des Körpers und den *Tridoshas.* Daher können die Wirkungen der Schwingungen dieser sieben Farben verwendet werden, um das Gleichgewicht der drei Körpersäfte zu erhalten.

Wenn ein Stück Papier aus einer der sieben Farben um ein Glas Wasser gewickelt und dieses vier Stunden lang dem Sonnenlicht ausgesetzt wird, ist das Wasser nach dieser Zeit mit den Schwingungen der Farbe erfüllt. Dieses Wasser kann dann mit guter Wirkung zu innerlichen Heilzwecken verwendet werden. Die folgenden Farben werden in der ayurwedischen Therapie verwendet.

Rot. Diese Farbe hat eine Beziehung zum Blut. Sie hat erhitzende Eigenschaften, fördert den Farbstoffanteil der roten Blutkörperchen und regt auch die Bildung der roten Blutkörperchen an. Desweiteren erzeugt die Farbe Rot Hitze im Körper und regt den Kreislauf an. Sie hilft die Farbe der Haut zu erhalten und gibt dem Nervengewebe und dem Knochenmark Energie. Bei Störungen von *Vata* und *Kapha* ist die Farbe Rot von guter Wirkung. Wenn jedoch jemand dieser Farbe im Übermaß ausgesetzt wird, kann sich ein Zuviel an *Pitta* in bestimmten Teilen des Körpers ansammeln, was Entzündungen zur Folge hat. Eine übermäßige Rotbestrahlung kann zum Beispiel eine Bindehautentzündung bewirken.

Orange. Wie auch Rot, ist die Farbe Orange wärmend und besitzt heilende Energie. Sie hilft dem spirituellen Sucher, der Welt zu entsagen, doch verleiht sie ebenfalls den Geschlechtsorganen Energie und Kraft. Daher sollte Orange in Verbindung mit sexueller Enthaltsamkeit verwendet werden, um die sexuelle Energie in das höchste Bewußtsein zu verwandeln. Wer jedoch nicht in sexueller Enthaltsamkeit lebt, wird durch die Anwendung der Farbe Orange übermäßig sexuell angeregt. Bei Störungen von *Vata* und *Kapha* ist Orange hilfreich, desweiteren löst diese Farbe Kongestionen und erhält den Glanz der Haut. Übermäßige Anwendung dieser Farbe kann zu Störungen von *Pitta* führen.

Gelb. Wenn man der Farbe Gelb ausgesetzt ist, steigt die Energie zum Kronenchakra empor. Diese Farbe regt Verständnis und die Intelligenz an. In spiritueller Hinsicht hängt die Farbe Gelb mit dem vollständigen Tod des Egos zusammen. Ein unsachgemäßer Gebrauch dieser Farbe verursacht eine übermäßige Ansammlung von Galle im Dünndarm und kann zu einer Störung von *Pitta* führen. Bei einem Übermaß von *Vata* und *Kapha* ist Gelb von guter Wirkung.

Grün. Diese Farbe hat eine beruhigende Wirkung auf den Geist und erzeugt ein Gefühl von Frische. Sie hilft Energie in das Herzchakra zu bringen. Grün beruhigt auch die Gefühle und bringt dem Herzen Glück. Bei einem Übermaß von *Vata* und *Kapha* wirkt Grün beruhigend. Grün kann jedoch *Pitta* stören. Übermäßiger Gebrauch von Grün regt die Konzentration an, was zu Gallensteinen führen kann.

Gelb-Grün. Diese Farbe hat die Eigenschaften von Grün und Gelb. Bei *Vata-* und *Kapha-*Störungen ist es hilfreich, kann aber zu Störungen von *Pitta* führen. Diese Farbe hat einen beruhigenden Einfluß auf den Geist.

Blau. Diese Farbe ist die Farbe des reinen Bewußtseins. Sie hat einen beruhigenden Einfluß auf Körper und Geist. Blau lindert Pigmentationsmangel der Haut und ist von guter Wirkung bei Leberstörungen und *Pitta-*Störungen. Übermäßiger Gebrauch dieser Farbe kann zu einer Störung von *Vata* und *Kapha* führen und Kongestionen bewirken.

Purpur (Violett). Dies ist die Farbe des kosmischen Bewußtseins, das zu einem Erwachen des Bewußtseins führt. Es bewirkt ein Gefühl von Leichtigkeit im Körper und öffnet die Pforten der Wahrnehmung. Purpur ist von günstiger Wirkung bei Störungen von *Pitta* und *Kapha,* ein übermäßiger Gebrauch kann aber zu einer Störung von *Vata* führen.

Schlußbetrachtung

Ayurweda beleuchtet in verständlicher Weise die Grundgesetze und Prinzipien, denen das Leben auf unserer Erde untersteht. Ein Verständnis des Ayurweda bedeutet soviel wie ein Verständnis der Kräfte, die sowohl unsere Gesundheit erzeugen, als auch der Krankheit zugrundeliegen. Diese kurze Einführung ist ein Versuch, den Leser auf eine prägnante Art und Weise mit dieser Wissenschaft vom Leben bekannt zu machen. Der Verfasser hofft jedoch, daß ihm seine Absicht gelungen ist, eine grundsätzliche Vorstellung und Wertschätzung von dem riesigen Potential und den tiefgreifenden Heilkräften, die dem Ayurweda innewohnen, zu vermitteln, und darüberhinaus ein praktisches Wissen, das im Leben des Lesers anwendbar ist, anzubieten.

Dem Leser sind in diesem Buch alle Grundbegriffe des Ayurweda vorgestellt worden, doch wird er vielleicht manche Fragen zu dieser Wissenschaft vom Leben haben, die unbeantwortet geblieben sind. Möglicherweise hat dieses Buch sogar mehr Fragen aufgeworfen, als es beantwortet hat. Dies ist vielleicht die unausweichliche Folge, wenn man in einführender Weise eine uralte Weisheitslehre zu behandeln versucht, die jenen gewaltigen Horizont umspannt, wo menschliches Bewußtsein mit dem kosmischen Bewußtsein verschmilzt.

Der Autor hofft, einige der grundlegenden Wahrheiten dieser profunden Wissenschaft in einer leicht verständlichen Form mitgeteilt zu haben. Nur Sie als Leser können beurteilen, ob dies gelungen ist. Alle Bemerkungen und Anregungen zu diesem Buch sind sehr erwünscht, denn sie werden eine wesentliche Hilfe bei der Gestaltung des nächsten vorgesehenen Textes sein, der eine eingehendere Abhandlung über diese uralte Wissenschaft vom Leben sein wird.

Da die ersten Kapitel dieses Buches mit der Schöpfung, die aus dem kosmischen Bewußtsein hervorgegangen ist, und der Bildung der fünf Elemente begonnen haben, erscheint es natürlich, an der Stelle abzuschließen, an der diese Elemente zu ihrem Ursprung zurückkehren, um den kosmischen Kreislauf des Lebens fortzusetzen:

Mit dem Herannahen des Todes beginnt das Erdelement, das Gefühl der Festigkeit und der Härte des Körpers, zu schmelzen. Der Körper wird als sehr schwer empfunden. Die Grenze des Körpers, seine Peripherie, ist weniger fest. Man hat nicht mehr so sehr die Empfindung des Im-Körper-Seins und ist weniger empfänglich für Eindrücke und Empfindungen. Die Glieder gehorchen dem Willen nicht mehr. Die Peristaltik verlangsamt sich, und der Darm bewegt sich nur noch mit fremder Hilfe. Die Tätigkeit der Organe beginnt zu erlöschen. Während das Erdelement sich immer weiter in das Wasserelement auflöst, beginnt das Gefühl der Festigkeit, das immer die Identifikation mit dem Körper intensivierte, zu schmelzen, und es entsteht eine Empfindung des Fließens, des Flüssigseins.

Mit dem Auflösen des Wasserelementes in das Feuerelement wird die Empfindung des Flüssigseins mehr zu der eines warmen Nebels. Die Körperflüssigkeiten beginnen sich zu verlangsamen, Mund und Augen werden trocken, der Kreislauf wird träge, und der Blutdruck fällt ab. Mit dem allmählichen Versiegen des Kreislaufes sackt das Blut in den untersten Extremitäten ab. Ein Gefühl der Leichtigkeit entsteht.

Mit dem Auflösen des Feuerelementes in das Luftelement gibt es allmählich keine Empfindungen von Wärme und Kälte mehr, und körperliches Wohl- oder Unwohlsein verlieren ihre Bedeutung.

Die Körpertemperatur fällt bis zu einem Punkt, an dem der Körper anfängt, blaß und kühl zu werden. Die Verdauungstätigkeit erlischt. Ein Gefühl von Leichtigkeit, wie von einer aufsteigenden Hitze, herrscht vor, und ein Gefühl, sich in einen immer subtiler werdenden Zustand der Grenzenlosigkeit aufzulösen.

Mit dem Auflösen des Luftelementes in das Bewußtsein selbst entsteht ein Gefühl des Nicht-Mehr-Begrenztseins. Die Ausatmung wird länger als die Einatmung und hat sich in den Raum aufgelöst. Nun gibt es keine Empfindung mehr von körperlichen Formen oder Funktionen, sondern nur noch die Empfindung einer sich unermeßlich ausdehnenden Luftigkeit, einer Auflösung in das reine Sein.*

So kehrt das menschliche Nervensystem zur Quelle seiner Existenz zurück. Doch das Beenden jenes Kreislaufes, wie auch dieses Buches, ist für Sie als Leser zugleich der Anfang der Reise. Nun ist die Zeit gekommen, in jenes lebendige Buch hineinzusehen, das Ihr Körper, Geist und Bewußtsein darstellt, ein Tempel, dem wahres Wissen innewohnt. Indem Sie bei Ihrer Erfahrung dieser heiligen Stätte das hier dargestellte Wissen anwenden, werden Sie den einzigen authentischen und zuverlässigen Beweis für den Wahrheitsgehalt dieses Textes finden. Die Reise ist lang, aber wir werden immer an den Ausgangspunkt zurückkehren.

---

*Dem Titel »Who Dies« von Stephen Levine entnommen, Anchor Books, New York, 1982, ff. 269-270

Anhang A
Nahrungsmittel - Antidote

Nahrungsmittel	Negative Wirkungen	Antidoton
Milchprodukte		
Käse	Vermehrt Schleim und Kongestionen; bewirkt Störungen von *Pitta* und *Kapha*	Schwarzer Pfeffer, Paprikaschoten oder Cayennepfeffer
Eier	Vermehren *Pitta;* roh gegessen bewirken Eier eine Vermehrung von *Kapha*	Petersilie, Cilantro, Curcuma und Zwiebel
Speiseeis	Vermehrt Schleim, bewirkt Kongestionen	Nelken oder Kardamom
Saure Sahne	Vermehrt Schleim, bewirkt Kongestionen	Koriander und Kardamom
Joghurt	Vermehrt Schleim, bewirkt Kongestionen	Kümmel oder Ingwer
Fisch und Fleisch		
Fisch	Vermehrt *Pitta*	Kokosnuß, Limone und Zitrone
Rotes Fleisch	Schwer verdaulich	Cayennepfeffer, Nelken oder Paprikaschoten
Getreidesorten		
Hafer	Vermehrt *Kapha* und Fettgewebe	Curcuma, Senfsamen oder Kümmel
Reis	Vermehrt *Kapha* und Fettgewebe	Nelken oder Pfefferkörner
Weizen	Vermehrt *Kapha* und Fettgewebe	Ingwer

Nahrungsmittel	Negative Wirkungen	Antidoton
Gemüse		
Hülsenfrüchte	Bewirken Blähungen und Auftreibung	Knoblauch, Nelken, Schwarzer Pfeffer, Cayennepfeffer, Ingwer Steinsalz oder Paprikaschoten
Kohl	Bewirkt Blähungen	In Sonnenblumenöl mit Curcuma und Senfsamen kochen
Knoblauch	Vermehrt *Pitta*	Geriebene Kokosnüsse und Zitrone
Grüner Salat	Bewirkt Blähungen	Olivenöl mit Zitronensaft
Zwiebel	Bewirkt Blähungen	Kochen; oder Salz, Zitrone, Joghurt und Senfsamen
Kartoffel	Bewirkt Blähungen	*Ghee* mit Pfefferkörnern
Tomate	vermehrt *Kapha*	Limone oder Kümmel
Obst		
Avocado	Vermehrt *Kapha*	Curcuma, Zitrone, Knoblauch und schwarzer Pfeffer
Banane	Vermehrt *Pitta* und *Kapha*	Kardamom
Trockenfrüchte	Verursachen Trockenheit; können eine Störung von *Vata* bewirken	In Wasser einweichen
Mango	Bewirkt Durchfall	*Ghee* mit Kardamom
Melone	Bewirkt Flüssigkeitsretention	Geriebene Kokosnüsse mit Koriander
Wassermelone	Bewirkt Flüssigkeitsretention	Salz mit Paprikaschoten

Nahrungsmittel	Negative Wirkungen	Antidoton
Nüsse und Samen		
Nüsse	Bewirken Blähungen und vermehren *Pitta*	Über Nacht einweichen und mit Sesamöl und Paprikaschoten kochen
Erdnußbutter	Schwer; hat eine 'verklebende' Eigenschaft; bewirkt Kopfschmerzen	Ingwer oder geröstetes Kümmelpulver
Samen	Können eine Störung von *Pitta* bewirken	Einweichen und backen um sie verdaulicher zu machen
Verschiedenes		
Alkohol	Anregungsmittel; dämpfende Wirkung	¼ Teelöffel Kümmelsamen oder 1-2 Kardamomsamen kauen
Schwarzer Tee	Anregungsmittel; dämpfende Wirkung	Ingwer
Coffein	Anregungsmittel; hat eine dämpfende Nachwirkung	Muskatnußpulver mit Kardamom
Schokolade	Anregungsmittel; hat auch eine dämpfende Wirkung auf den Organismus	Kardamom oder Kümmel
Kaffee	Anregungsmittel; entfaltet auch eine dämpfende Wirkung auf den Organismus	Muskatnußpulver mit Kardamom
Puffmais	Verursacht Trockenheit und Blähungen	*Ghee* hinzufügen
Süßigkeiten	Vermehren Kongestionen	Pulver von getrocknetem Ingwer
Tabak	Bewirkt Störungen von *Pitta* und regt *Vata* an	Kola, Kalmuswurzel oder Selleriesamen

* Die Antidote sollten bei der Zubereitung oder beim Verzehr Verwendung finden.

Anhang B
Einfache therapeutische Maßnahmen zur ersten Hilfe

Akne: Man nimmt je eine halben Teelöffel Curcuma und Sandelholzpulver und fügt soviel Wasser hinzu, bis ein Brei entsteht, und wendet diesen äußerlich an. Man kann auch eine halbe Tasse Aloesaft zweimal täglich trinken, bis die Haut wieder rein geworden ist.

Asthma: Ein Tee aus Süßholz und Ingwer ist empfehlenswert. Man nimmt einen halben Teelöffel der zu gleichen Teilen gemischten Heilpflanzen auf eine Tasse Wasser. Ein anderes Mittel zur innerlichen Anwendung besteht aus einer viertel Tasse Zwiebelsaft, der mit einem Teelöffel Honig und einem achtel Teelöffel schwarzen Pfeffers vermischt wird. Husten, Kongestion und Atemnot werden durch dieses Mittel gebessert.

Augen (Brennen): Rizinusöl wird an den Fußsohlen eingerieben, oder drei Tropfen reines Rosenwasser auf das betroffene Auge geträufelt. Frische Aloe-Gallerte kann ebenfalls am Auge angewandt werden.

Blähungen: Eine Messerspitze Soda wird mit einer Tasse Wasser und dem Saft einer halben Zitrone vermischt und dann getrunken.

Blutungen (äußere): Eis oder Sandelholzbrei werden aufgelegt. Die schwarze Asche eines verbrannten Wattebausches (reine Baumwolle) kann ebenfalls örtlich angewandt werden.

Blutungen (innere): Trinken Sie warme Milch, der ein halber Teelöffel Safran und ein halber Teelöffel Curcumapulver zugefügt worden sind.

Durchfall: Joghurt und Wasser werden zu gleichen Teilen vermischt und etwas frischer Ingwer zugefügt (ungefähr ein achtel Teelöffel) und eingenommen, oder man trinkt schwarzen Kaffee mit frischem Zitronensaft. Ein anderes Mittel ist Haferschleim, der in einer Tasse Wasser mit einem oder zwei Teelöffeln

Mohnsamen vermischt wird. Diese Mischung wird gekocht, eine Fingerspitze Muskat hinzugegeben, verrührt und dann gegessen.

Erkältung: Ein Teelöffel Ingwerpulver wird in einem Liter Wasser gekocht und der Dampf anschließend eingeatmet. Eukalyptusblätter, in der gleichen Weise gekocht, sind ebenfalls ein hervorragendes Mittel bei Erkältungen. Ist die Nase verstopft, hilft das Einreiben von Eukalyptusöl an den Außenseiten der Nase, die Kongestion zu lösen. Kalmuswurzelpulver kann auch als Schnupfpulver verwendet werden. Man nimmt jeweils eine Fingerspitze pro Nasenloch.

Erschöpfung (hitzebedingt): Trinken Sie ein Glas Kokosnußwasser oder Traubensaft. Oder kochen Sie drei Datteln mit einem fünftel Liter Wasser, gut vermischen und dann trinken.

Furunkel: Um einen Furunkel zur Reifung zu bringen, werden entweder Zwiebeln als Breiumschlag oder ein Brei aus je einem halben Teelöffel Ingwerpulver und Curcuma direkt auf die betroffene Stelle aufgelegt.

Giftige Bisse und Stiche: Trinken Sie Cilantro-Saft und legen Sie Sandelholzbrei auf die betroffene Stelle.

Hämorrhoiden: Trinken Sie dreimal täglich eine halbe Tasse Aloesaft, bis die Hämorrhoiden verschwunden sind.

Halsschmerzen: In ein Glas heißes Wasser werden ein Viertelteelöffel Curcumapulver und eine Fingerspitze Salz getan. Mit dieser Mischung wird gegurgelt.

Hautausschläge: Der Brei von Cilantroblättern wird örtlich angewandt oder Koriandertee getrunken (einen Teelöffel Koriandersamen auf eine Tasse Wasser).

Husten: Gurgeln Sie ein Glas warmes Wasser, dem eine Fingerspitze Salz und zwei Fingerspitzen Curcumapulver hinzugefügt worden sind. Ebenfalls sollte man eine ganze Nelke mit einem Stück Kandiszucker lutschen. Wenn sich Auswurf einstellt, nimmt man eine Fingerspitze Nelken-, eine Fingerspitze Zimtpulver und einen halben Teelöffel Ingwerpulver zur Bereitung einer Tasse Tee. Diese Mischung wird mit kochendem Wasser aufgegossen.

Kopfschmerzen: Zur allgemeinen Linderung von Kopfschmerzen wird ein Brei mit einem halben Teelöffel Ingwerpulver hergestellt, erwärmt und auf die Stirn gelegt. Es kann möglicherweise ein Gefühl des Brennens entstehen, eine schädliche Wirkung ist jedoch ausgeschlossen.

Eine andere Methode ist die Beobachtung der Atmung. Dabei soll beobachtet werden, ob die Ausatmung durch ein Nasenloch stärker ist als durch das andere. In diesem Fall wird die stärkere Seite geschlossen und so lange durch die andere Seite geatmet, bis die Kopfschmerzen aufhören.

Die folgenden Methoden können bei bestimmten Arten von Kopfschmerzen verwendet werden. Nebenhöhlenbedingte Kopfschmerzen haben mit *Kapha* zu tun und können durch das Auflegen von Ingwerbrei auf die Stirn und über den Nebenhöhlen behandelt werden. Stirnkopfschmerzen zeigen ein Übermaß an *Pitta* im Magen an. Ein Tee aus je einem halben Teelöffel Kümmel und Koriandersamen auf eine Tasse Wasser schafft Abhilfe. Zur gleichen Zeit kann Sandelholzbrei an den Schläfen angewandt werden. Kopfschmerzen, die ihren Sitz am Hinterkopf haben, zeigen das Vorhandensein von Toxinen im Darm an. Ein Teelöffel Flachssamen wird in ein Glas warme Milch eingerührt und vor dem Schlafengehen getrunken. Gleichzeitig wird ein Ingwerbrei hinter den Ohren aufgetragen.

Kopfschmerzen können auch durch Veränderungen der Energie im Körper hervorgerufen werden oder durch Gefühle, die im 'tieferen verbindenden Gewebe' unterdrückt worden sind.

Menstruationskrämpfe: Ein Teelöffel Aloegallerte mit zwei Fingerspitzen schwarzem Pfeffer werden dreimal täglich eingenommen, bis die Krämpfe verschwinden.

Mundgeruch: Reinigen Sie die Mundhöhle mit Süßholzpulver und essen Sie Fenchelsamen. Man kann auch zweimal täglich eine halbe Tasse Aloesaft nehmen, bis der Atem wieder frisch geworden ist.

Nebenhöhlenkongestionen: Ingwerbrei wird über die betroffene Stelle gelegt oder eine Fingerspitze Kalmuswurzelpulver geschnupft.

Ohrengeräusche (Ohrensausen): Drei Tropfen Nelkenöl werden ins Ohr geträufelt. (Siehe Rezeptteil zur Herstellung von Nelkenöl — Anhang C.)

Ohrenschmerzen: Träufeln Sie drei Tropfen Knoblauch ins Ohr. Man kann auch eine Mischung aus einem Teelöffel Zwiebelsaft mit einem halben Teelöffel Honig herstellen und davon fünf bis zehn Tropfen ins Ohr träufeln.

Rückenschmerzen: Auf die betroffene Stelle wird Ingwerbrei und dann Eukalyptusöl gegeben.

Schlaf (übermäßiger): Trinken Sie Kaffee, Kolatee oder Kalmuswurzeltee vor dem Schlafengehen. Essen Sie weniger und früh am Abend.

Schlaflosigkeit: Bereiten Sie einen Tee aus einem Viertelteelöffel Muskatnußpulver auf eine Tasse Wasser. Hilfreich ist auch sanftes Massieren der Fußsohlen mit Sesamöl, oder Einreiben der Kopfhaut mit Öl, oder auch das Einträufeln von fünf bis zehn Tropfen erwärmten Öles in jedes Ohr. Trinken Sie eine Tasse warmer Kuhmilch mit Kandiszucker oder Honig. Kamillentee ist ebenfalls ein hervorragendes schlafförderndes Mittel (einen Eßlöffel Kamille auf eine Tasse Wasser).

Schluckauf: Nehmen Sie zwei Teile Honig und ein Teil Rizinusöl. *Pranayama* ist auch hilfreich. (Siehe Kapitel XII — Atmung und Meditation.)

Schmerzen (äußerlich): Legen Sie eine Ingwerkompresse auf. Diese wird wie folgt hergestellt: Sie nehmen zwei Teelöffel Ingwerpulver und einen Teelöffel Curcumapulver und geben soviel Wasser hinzu, bis ein Brei entsteht. Dieser wird erwärmt und dann auf ein Stück Mull oder Baumwolltuch gleichmäßig verteilt. Das Tuch wird auf die betroffene Stelle gelegt und mit einem Verband fixiert. Die Kompresse bleibt über Nacht an der schmerzhaften Stelle.

Schock (Ohnmacht): Man lasse die Dämpfe einer frischen, aufgebrochenen Zwiebel oder auch Kalmuswurzelpulver einatmen.

Schwellungen: Trinken Sie Gerstenwasser, das wie folgt hergestellt wird: Vier Teile Wasser werden mit einem Teil Gerste gekocht und dann abgeseiht. Koriandertee ist ebenfalls hilfreich. Bei äußeren Schwellungen werden zwei Teile Curcumapulver mit einem Teil Salz vermischt und auf die betroffene Stelle aufgelegt. Kolatee, ein Teelöffel auf eine Tasse Wasser, ist ebenfalls nützlich.

Überessen: Überessen ist eine nervöse Angewohnheit, die die Intelligenz des Körpers zerstört. Essen Sie leicht verdauliche Nahrungsmittel wie Hirse, Tapioka oder Roggen, die keine Gewichtszunahme bewirken, auch wenn sie im Übermaß gegessen werden. Wenn Sie bereits gesündigt haben, können Sie je einen Teelöffel Fenchel- und Koriandersamen mit einer Fingerspitze Salz rösten und diese Mischung dann essen. Sie können auch eine Tasse warmes Wasser trinken, der eine Fingerspitze Soda und der Saft einer halben Zitrone hinzugefügt worden sind.

Verbrennungen: Ein Brei aus der frischen Gallerte der Aloe mit einer Fingerspitze Curcumapulver, oder auch *Ghee* oder Kokosnußöl können örtlich angewandt werden.

Verdauungsstörungen: Essen Sie eine zerstoßene Knoblauchzehe mit einer Fingerspitze Salz und einer Fingerspitze Soda. Oder nehmen Sie eine Vierteltasse Zwiebelsaft mit einem halben Teelöffel Honig und einem halben Teelöffel schwarzen Pfeffer vermischt.

Vergiftungen (allgemein): Nehmen Sie einen halben Teelöffel *Ghee* oder einen halben Teelöffel Süßholzpulver.

Verstopfung: Man nimmt entweder Sennesblättertee (ein Teelöffel auf eine Tasse) oder einen Teelöffel *Ghee* in heißer Milch abends vor dem Schlafengehen. Ein anderes Mittel ist ein Eßlöffel Flachssamen, der mit der Wassermenge, die einem Glas entspricht, gekocht und abends vor dem Schlafengehen getrunken wird.

Zahnfleisch (blutendes): Der Saft einer halben Zitrone wird in eine Tasse Wasser gegeben und getrunken. Das Zahnfleisch kann auch mit Kokosnußöl eingerieben werden.

Anhang C
Rezepte

Buttermilch (Lassi): Ein Liter Milch wird bis zum Kochen erhitzt, auf niedriger Hitze weitergekocht und ein wenig Zitronensaft hinzugegeben. Danach fügt man einen Eßlöffel Joghurtkultur dazu. Die Milch wird abgedeckt und über Nacht an einen warmen, dunklen Platz gestellt. Am nächsten Morgen wird frischer Joghurt daraus geworden sein. Diesem fügt man die gleiche Menge Wasser bei und verrührt nochmal in einem Mixer. Ahornsirup kann zum Süßen verwendet werden.

Ghee: Ein Pfund ungesalzener Butter wird bei mittlerer Hitze erwärmt. Nach dem Schmelzen der Butter wird ungefähr zwölf Minuten weitergekocht. Beim Kochen steigt Schaum an die Oberfläche, der nicht abgeschöpft werden soll, da er medizinische Eigenschaften besitzt. Nun wird bei niedriger Hitze weitergekocht. Die Butter nimmt eine goldgelbe Farbe an und bekommt einen Geruch, der dem von Puffmais recht ähnlich ist. Wenn ein paar daraufgespritzte Wassertropfen ein knisterndes Geräusch hervorrufen, ist Ihr *Ghee* fertig und wird durch ein Sieb in einen Behälter gegossen. *Ghee* kann ohne Kühlung aufbewahrt werden.

Kalmuswurzel-Ghee: Zunächst wird eine Kalmuswurzelabkochung hergestellt, indem man einen Teil Kalmuswurzelpulver und acht Teile Wasser so lange kocht, bis ein Viertel des Wassers verbleibt. Davon nimmt man nun einen Teil und gibt eine gleiche Menge *Ghee* hinzu (siehe *Ghee*-Rezept). Dieser Mischung fügt man wiederum die gleiche Menge Wasser hinzu und kocht solange, bis das Wasser verdunstet ist. Was übrigbleibt, ist Kalmuswurzel-*Ghee.*

Knoblauchöl: Zwei Knoblauchzehen werden zerstoßen, ein Eßlöffel Sesamöl hinzugefügt und das Ganze gekocht. Der Knoblauch wird im Öl gelassen und die warme Mischung angewandt.

Mandelgetränk: Zehn Mandeln werden über Nacht in Wasser

eingeweicht. Am Morgen entfernt man die Häute. Die Nüsse werden mit einer Tasse warmer Milch in einen Mixer getan, und je eine Fingerspitze Kardamompulver und frischer, aus ganzen Pfefferkörnern gemahlener schwarzer Pfeffer und ein Teelöffel Honig dazugegeben. Das ganze wird fünf Minuten bei hoher Geschwindigkeit gemischt und dann getrunken. Dieses Getränk verleiht Spannkraft und hilft *Ojas* zu verbessern.

Nelkenöl: Fünf ganze Nelken werden in einem Eßlöffel Sesamöl gekocht und im Öl gelassen. Dieses Öl sollte angewärmt zur Anwendung gelangen.

Süßholz-Ghee: Zunächst wird ein Teil Süßholzpulver mit acht Teilen Wasser solange gekocht, bis ein Viertel der Menge übrigbleibt. Davon wird ein Teil mit der gleichen Menge *Ghee* vermischt (siehe *Ghee*-Rezept), eine gleiche Menge Wasser dazugegeben und solange gekocht, bis das ganze Wasser verdunstet ist. Das Verbleibende ist Süßholz-*Ghee.*

Yogi Tee: Mischen Sie Folgendes zusammen: zwei Teelöffel frisch gemahlener Ingwer, vier ganze Kardamomsamen, acht ganze Nelken, eine ganze Zimtstange und acht Tassen Wasser. Diese Mischung wird solange gekocht, bis die Hälfte davon übrigbleibt. Wenn Sie sechs Eßlöffel Milch nach dem Abkühlen hinzufügen, ist der Tee fertig.

Glossar

afferente Nervenbahnen: Die afferenten Nervenbahnen leiten Impulse zum Gehirn.
Akne: Ein entzündlicher Hautausschlag, der meist am Gesicht, Hals, den Schultern und am oberen Rücken auftritt.
Allergie: Eine überempfindliche Reaktion auf bestimmte Stoffe in der Umwelt des Betroffenen.
Allopathie: Ein medizinisches System (der westlichen Medizin), das Krankheiten und Verletzungen mit aktiven Eingriffen behandelt, d.h. mit einer arzneilichen und chirurgischen Behandlung, die eine Gegenwirkung zu den Wirkungen der Krankheit oder Verletzung entfaltet.
Anabolismus: Der Aufbaustoffwechsel (ein Teil des Stoffwechsels).
Anämie: Ein Zustand, bei dem die Anzahl der roten Blutkörperchen unter den Normalwert sinkt.
Analgetikum: Eine schmerzlindernde Substanz.
Aromatisch: Mit aromatisch werden Substanzen bezeichnet, die sich durch einen ausgeprägten Duft und einen scharfen, würzigen Geschmack auszeichnen und den Magen-Darmtrakt anregen.
Arthritis: Ein entzündlicher Zustand der Gelenke, der durch Schmerzen und Schwellungen gekennzeichnet ist.
Asthma: Eine Erkrankung der Atemwege, die mit Atemnot, Keuchen und Husten (trocken oder mit Auswurf) verbunden ist.
Aszites: Eine Ansammlung übermäßiger Flüssigkeit im Bauchraum.
Atrophie: Eine Abnahme hinsichtlich der Größe oder physiologischen Funktionen eines Körperteils, krankheitsbedingt oder aufgrund anderer Einflüsse.
Aufguß: Der wäßrige Auszug einer Substanz, um deren Wirkstoffe aufzuschließen.
Auftreibung: Aufblähung aufgrund eines inneren Druckes.
Auskultation: Das Behorchen der im Körper entstehenden Schallzeichen.
Breiumschlag: Eine weiche, feuchte Substanz, die heiß auf die Körperoberfläche aufgelegt wird, um Hitze und Feuchtigkeit zuzuführen.
Bronchitis: Eine Entzündung der Bronchien, der Hauptäste der Luftröhre.
Bursitis: Eine Entzündung des Schleimbeutels.
Carminativum: Ein blähungstreibendes Mittel.
Cervicitis: Eine Entzündung des Halskanals der Gebärmutter.
Chakren: Energiezentren im Körper, die für die verschiedenen Ebenen des Bewußtseins verantwortlich sind; in physiologischer Hinsicht entsprechen sie den Nervengeflechten.
Charak: Ein großer ayurwedischer Arzt, von dem eine der klassischen Schriften des Ayurweda, »Charak Samita«, stammt.
Cholesterin: Eine fettige Substanz in kristalliner Form, die in allen tierischen Fetten vorkommt, des weiteren in Ölen, Milch, Eigelb, Galle, Blut, Gehirn, Leber, Niere und in der Nebenniere.
Depigmentierung: Verlust der Hautpigmentierung.

Dermatitis: Eine entzündliche Erkrankung der Haut, die durch Rötung, Schmerzen und Juckreiz gekennzeichnet ist.
Diabetes: Ein klinischer Zustand, der durch eine übermäßige Harnabsonderung und einen erhöhten Blutzuckerspiegel gekennzeichnet ist.
Diuretikum: Eine Substanz, die die Harnausscheidung erhöht.
Efferente Nervenbahnen: Nervenbahnen, die Impulse vom Gehirn wegleiten.
Eigenschaften: Die innewohnenden Qualitäten und Eigenarten einer Substanz.
Ekzem: Akute oder chronische Entzündung der Haut.
Elektrolyt: Ein Element oder eine Verbindung, die sich im Wasser oder einer anderen Lösung in Ionen auflöst und eine elektrische Leitfähigkeit besitzt.
Emetikum: Ein Erbrechen bewirkendes Mittel.
Endokrine Drüsen: Drüsen, deren Funktion darin besteht, eine Substanz in das Blut oder in die Lymphe abzusondern, die eine spezifische Wirkung auf bestimmte Organe oder andere Teile des Körpers ausübt.
Enteritis: Eine Entzündung des Darmtraktes, wobei meistens der Dünndarm betroffen ist.
Epilepsie: Eine Gruppe neurologischer Störungen, die durch das wiederholte Auftreten von plötzlichen Krampfanfällen, Wahrnehmungsstörungen, abnormalem Verhalten und Bewußtseinsverlust, oder durch das Auftreten von allen diesen Symptomen zusammen, gekennzeichnet ist.
Expektorans: Eine Substanz, die den Auswurf von Schleim und anderem Material aus der Lunge, Bronchien und der Luftröhre fördert.
Flora: Gesundheitsfördernde Bakterien, die in verschiedenen Teilen des Körpers vorkommen, besonders im Verdauungstrakt.
Galle: Eine bittere Flüssigkeit, die von der Leber gebildet wird und in den Dünndarm fließt. Sie wird in der Gallenblase gespeichert und ist an der Fettverdauung beteiligt.
Gelbsucht: Eine Krankheit, die durch Gelbfärbung der Haut gekennzeichnet ist.
Gicht: Eine Stoffwechselkrankheit, die durch akute arthritische Symptome und Entzündung der Gelenke gekennzeichnet ist.
Gonorrhoe: Eine häufige Geschlechtskrankheit, die meist den Urogenitaltrakt befällt.
Hämoptysis: Bluthusten aus dem Atemtrakt.
Hämorrhoiden: Kongestionsbedingte, erweiterte Venen im unteren Mastdarmabschnitt oder am Anus.
Hämostatikum: Eine blutstillende Substanz.
Ischias: Eine Entzündung des Ischiasnerves, die durch Schmerzen im Kreuzbereich, die ins Bein hinunter ausstrahlen, gekennzeichnet ist.
Karma: Jede Tätigkeit.
Katabolismus: Der Abbaustoffwechsel; ein Teil des Stoffwechsels (siehe Anabolismus).
Kolitis: Eine chronische Krankheit, die durch eine übermäßige Schleimabsonderung im Dickdarm und durch Verstopfung oder Durchfall und den Abgang von Schleim und Schleimhautfetzen im Stuhl gekennzeichnet ist.
Kompresse: Ein gefaltetes Stück Leinen, das so auf äußere Teile des Körpers aufgelegt wird, daß dadurch Druck entsteht.
Kongestion: (Anm. d. Ü.: Der im englischen Originaltext häufig verwendete Begriff »congestion« ist mit »Kongestion« übersetzt worden, was im heutigen Sprachgebrauch sich nur auf eine durch Entzündungsreize bedingte Blutüberfüllung bezieht. Das Wort »Kongestion« wird im folgenden aber in einem erweiterten, humoral-pathologischen Sinne gebraucht, um ein pathologisches Geschehen oder einen Zustand zu kennzeichnen, bei dem Blut oder »Säfte«, oder beide, sich stauen, kann also eine Entzündung, eine Stockung von Absonderungen, oder auch beides, beinhalten.)

Konjunktivitis: Eine Entzündung der schleimhautähnlichen Membran, die die hintere Fläche des Lides überzieht.
Kosmische Energie: Die alles durchdringende Energie.
Krätze: Eine ansteckende Hautkrankheit, die durch Juckreiz und ein Abschälen der Haut gekennzeichnet ist.
Leukodermie: Umschriebener Verlust der Hautpigmente.
Lymphadenitis: Ein entzündlicher Zustand der Lymphknoten.
Makrokosmos: Das Universum selbst; ein als Ganzheit betrachtetes System, welches seinerseits untergeordnete Systeme enthält.
Malabsorptionssyndrom: Ein Zustand, bei dem die normale Verdauung und Absorption der Nahrung im Magen-Darmtrakt gestört ist.
Metabolismus/Stoffwechsel*: Die Summe aller biophysischen und chemischen Vorgänge, durch welche lebende Organismen ihre Funktion erfüllen und das Leben aufrechterhalten, wozu auch die Umwandlung von Substanzen (wie die aufgenommene Nahrung) gehört, durch welche Energie für den Organismus verfügbar gemacht wird.
Mikrokosmos: Eine Welt im kleinen; ein System, welches einem größeren System mehr oder weniger analog ist.
Nesselsucht: Ein außerordentlich stark juckender Hautausschlag, der durch ein Allergen oder ein Nahrungsmittel ausgelöst wird.
Ödem: Ein Zustand, bei der das Gewebe eine übermäßige Flüssigkeitsmenge zurückhält, was Anschwellungen zur Folge hat.
Ölig: Wird gebraucht, um eine Substanz zu kennzeichnen, die die Eigenschaften und die Natur einer Salbe hat.
Palpation: Das Tasten mit der Hand; das Auflegen der Finger mit leichtem Druck auf die Oberfläche des Körpers, um die Beschaffenheit der darunterliegenden Teile zu bestimmen.
Parkinsonismus: Eine neurologische Krankheit, die durch Zittern, Muskelsteifigkeit und langsame Bewegungen gekennzeichnet ist.
Peristaltik: Rhythmische Zusammenziehungen der glatten Muskulatur, die den Nahrungsbrei durch den Verdauungstrakt bewegt.
Perkussion: Das Anschlagen eines Körperteiles durch kurzes, festes Klopfen, als diagnostischer Hinweis auf den Zustand der darunterliegenden Körperregion.
Pharyngitis: Entzündung des Halses.
Physiognomie: Das Studium der Gesichtszüge.
Prana: *Prana* ist die Lebensenergie, die Körper und Geist aktiviert. *Prana* ist für die höheren zerebralen Funktionen verantwortlich und für die motorischen und sensorischen Tätigkeiten. Das *Prana,* das sich im Kopf befindet, ist das Lebens-*Prana,* während dasjenige, das sich in der kosmischen Luft befindet, das 'nährende' *Prana* darstellt. Durch die Atmung gibt es einen andauernden Austausch zwischen dem Lebens-*Prana* und dem 'nährenden' *Prana.* Bei der Einatmung tritt das 'nährende' *Prana* in den Organismus und nährt das Lebens-*Prana.* Bei der Ausatmung werden subtile Ausscheidungsprodukte abgeatmet.
Psoriasis: Eine häufige, genetisch bedingte Entzündung der Haut.
Psychosomatisch: Die Beziehung zwischen Geist und Körper betreffend; bezeichnet körperliche Symptome, die einen psychischen, emotionalen oder geistigen Ursprung haben.

* beide Ausdrücke werden verwendet.

Ptosis: Krankhafter Zustand eines oder beider Oberlider, welche herabhängen.
Rheumatismus: Jeder einer großen Anzahl entzündlicher Zustände der Gelenke, Sehnen oder Muskeln, die durch Schmerzen und Bewegungseinschränkung gekennzeichnet sind.
Rhinitis: Entzündung der Nasenschleimhaut.
Samadhi: Ein Zustand des Gleichgewichtes, der höchsten Freude und Seligkeit.
Sinus: Eine Höhle innerhalb eines Knochens.
Spondylosis: Eine Erkrankung der Wirbelsäule, die durch die Fixierung oder Steifigkeit eines Wirbelkörpers gekennzeichnet ist.
Syphilis: Eine Geschlechtskrankheit, die durch Geschlechtsverkehr übertragen wird.
Tridoshas: Die drei Körperorganisationen — *Vata* (Luft), *Pitta* (Feuer) und *Kapha* (Wasser) — die die psychosomatischen Tätigkeiten des täglichen Lebens regeln und bestimmen.
Urtikaria: Eine Gefäßreaktion der Haut, die durch das vorübergehende Auftreten von glatten, leicht erhabenen Stellen gekennzeichnet ist, die röter oder blasser als die umliegende Haut sind. Dieser Zustand geht meist mit starkem Juckreiz einher.
Verdauungstrakt: Alle Organe, vom Mund bis zum Anus, die mit der Aufnahme, Verdauung, Absorption und der Ausscheidung der Nahrung zu tun haben.
Weißfluß: Eine Störung, die durch einen weißlichen, zähen Ausfluß aus der Scheide gekennzeichnet ist.

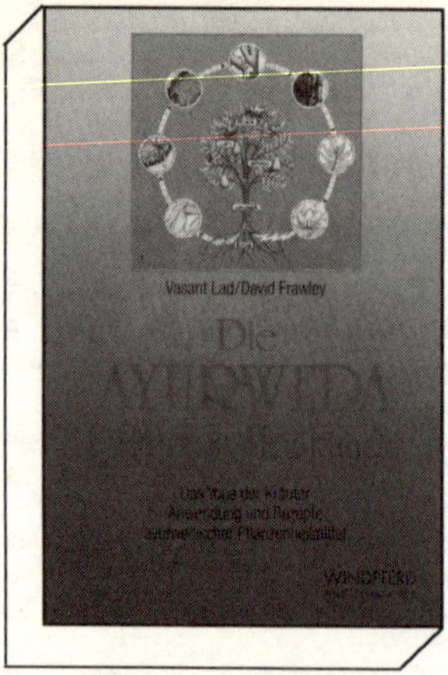

Vasant Lad /David Frawley

Die Ayurweda Pflanzen-Heilkunde

Das Yoga der Kräuter
Anwendung und Rezepte ayurwedischer Pflanzenheilmittel

Dieses Buch stellt die ayurwedische Pflanzenheilkunde als eine hierzulande praktizierbare Naturheilmethode vor. Beim Ayurweda werden die pflanzeneigenen Energien individuell den menschlichen "Konstitutionen" zugeordnet und entsprechend angewendet. Das Buch ist auf praktische Anwendung ausgerichtet und gibt Diagnoseanleitungen und Rezepturen mit bei uns heimischen oder gebräuchlichen Pflanzen.

320 Seiten, DM/SFr 24,80
ÖS 194,00 ISBN 3-89385-002-3

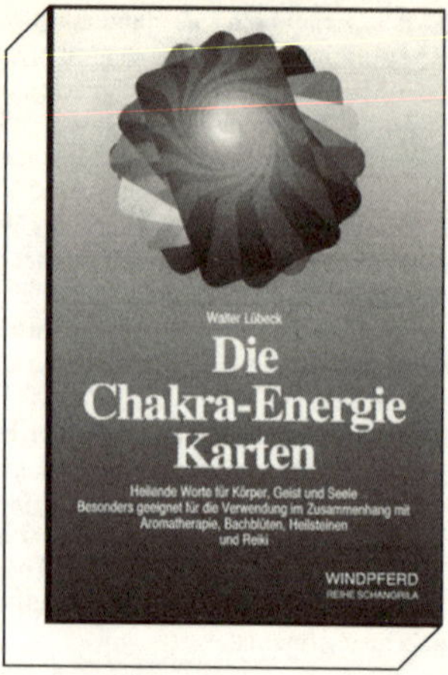

Walter Lübeck

Die Chakra-Energie-Karten

Heilende Worte für Körper, Geist und Seele. Besonders geeignet für die Verwendung im Zusammenhang mit Aromatherapie, Bachblüten, Heilsteinen und Reiki

Die Chakra-Energie-Karten sind heilende Worte für Körper, Geist und Seele. Das Set enthält 126 Karten mit Affirmationen und ein Anleitungsbuch. Zu jeder Affirmation ist mindestens ein Hinweis auf einen besonderen Heilstein, eine passende Duftessenz und eine Bachblüte gegeben. Die Verwendung der farbenvollen Karten im Zusammenhang mit Aroma- und Bachblütentherapie, Edelstein-Anwendungen und Reiki ist ausführlich beschrieben. Die Karten unterstützen jede Form von spiritueller Heilungsarbeit.

Set mit 156 Karten und 128seitigem Buch, DM/SFr 49,80
ÖS 389,00 ISBN 3-89385-116-X

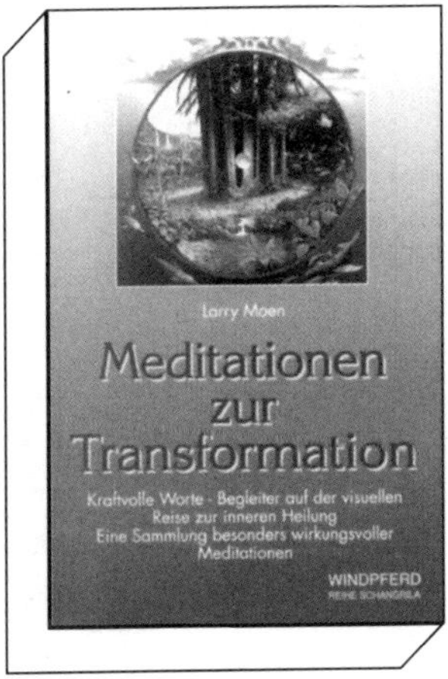

Larry Moen

Meditationen zur Transformation

Eine einzigartige Sammlung von geführten Meditationen

»Meditationen zur Transformation« ist eine einzigartige Sammlung von Meditationen und Traumreisen. Bekannte spirituelle Lehrer und Therapeuten haben ihre besten und wirkungsvollsten Anleitungen beigesteuert. Unter ihnen so populäre Heiler wie Louise Hay, John Bradshaw, Shakti Gawain und Jean Houston. Sie alle haben etwas gemeinsam: sie wollen uns genau die kraftvolle Vision mit auf den Weg geben, die ihnen in ihrem Leben am meisten geholfen hat. Für immer mehr Menschen wird heute Meditation zu einem wichtigen Teil ihres Lebens: loslassen, sich von heilenden Worten zur Mitte, ins Zentrum ihrer Kraft führen lassen, wieder Energie und Lebenskraft tanken.

288 Seiten, DM/SFr 24,80
ÖS 194,00 ISBN 3-89385-122-4

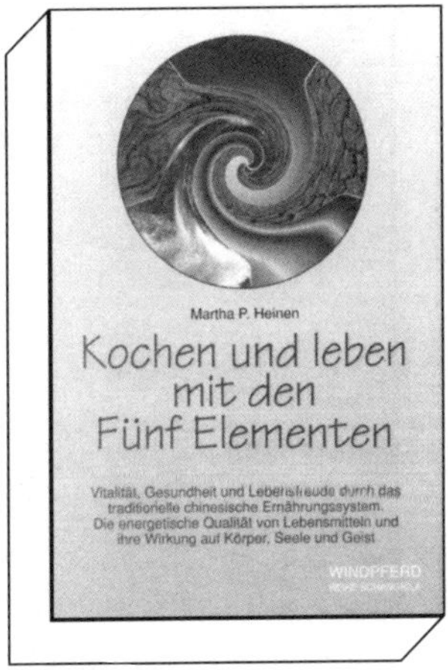

Martha P. Heinen

Kochen und leben mit den Fünf Elementen

Vitalität, Gesundheit und Lebensfreude durch das traditionelle chinesiche Ernährungssystem

Eine Ernährung mit der energetischen Wirkung des Fünf-Elemente-Systems schenkt Kreativität, Vitalität und Lebensfreude. Aber eine neue Diät ist das Fünf-Elemente-Ernährungssystem nicht - ganz im Gegenteil: vielleicht sogar das älteste und gesündeste Ernährungssystem der Welt. Über drei Jahrtausende er-probt und weiterentwickelt. Dabei geht es um das ganze Nahrungsmittel als lebendige Einheit und seine energetische Wirkung auf den Organismus. Die thermische Wirkung der Speisen spielt dabei neben den Elementen die wichtigste Rolle.

246 Seiten, DM/SFr 24,80
ÖS 194,00 ISBN 3-89385-132-1

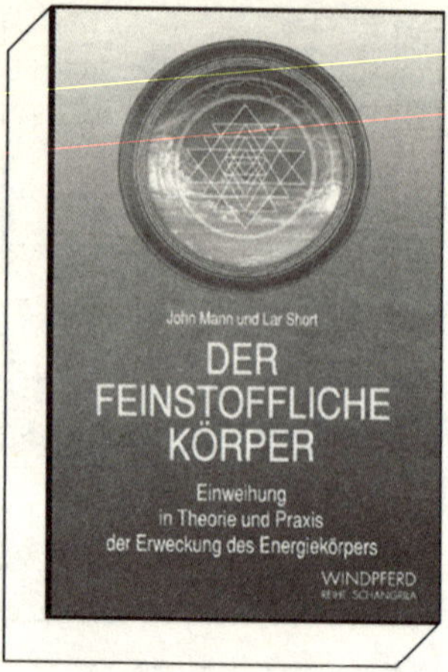

John Mann • Lar Short

Der feinstoffliche Körper

Einweihung in Theorie und Praxis der Erweckung des Energiekörpers

Jeder Mensch besitzt einen feinstofflichen Energie-Körper, aber nur wenige wissen von seiner Existenz, sind in der Lage, ihn bewußt wahrzunehmen und praktisch zu erfahren.
Kundalini, Chakraenergie, Meridiane, die drei Körper, Aura, das dritte Auge, Nadis, Tantra, Yantra, Yidam sind Begriffe, die in unmittelbarem Zusammenhang mit den Phänomenen des feinstofflichen Körpers stehen und die in dem umfassenden und reich illustrierten Werk von John Mann und Lar Short klar und einprägsam erklärt werden.

219 Seiten, DM/SFr 19,80
ÖS 155,00 ISBN 3-89385-072-4

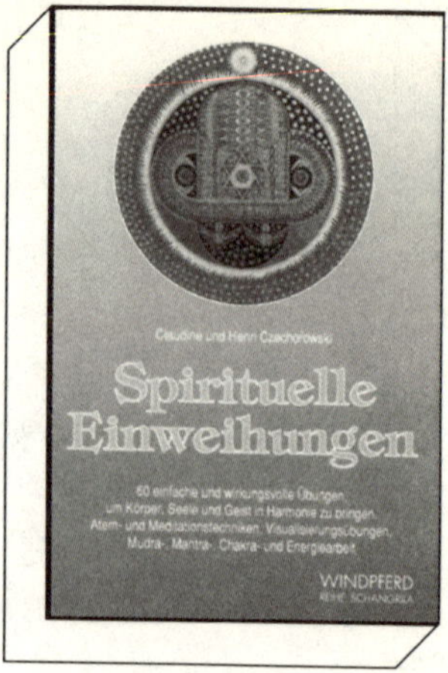

Henri u. Claudine Czechorowski

Spirituelle Einweihungen

60 einfache und wirkungsvolle Übungen, um Körper, Seele und Geist in Harmonie zu bringen. Atem- und Meditationstechniken, Visualisierungsübungen, Mudra-, Mantra-, Chakra- und Energiearbeit.

Hier sind die essentiellsten Übungen zusammengestellt, die eine Wahrnehmung der spirituellen Kräfte ermöglichen. Diese Übungen sind Bestandteil eines jahrtausendealten Wissens, dessen Spuren die Autoren in Indien und Nepal, aber auch in Europa und in den USA wiederentdeckt haben. Diese ganz auf die praktische Nachvollziehbarkeit ausgerichteten Techniken führen zu einer Harmonisierung des gesamten Menschen, zur besseren Einsicht und öffnen die Kanäle für eine andere, sinnvollere Sicht der Dinge.

208 Seiten, DM/SFr 19,80
ÖS 155,00 ISBN 3-89385-081-3